骨折三维立体分型观测

Three-Dimensional
Observation and Classification
of Fractures

主　编　叶哲伟

副主编　谢　卯　谢　毅　张加尧

　　　　刘松相　陆　林　段昱宇

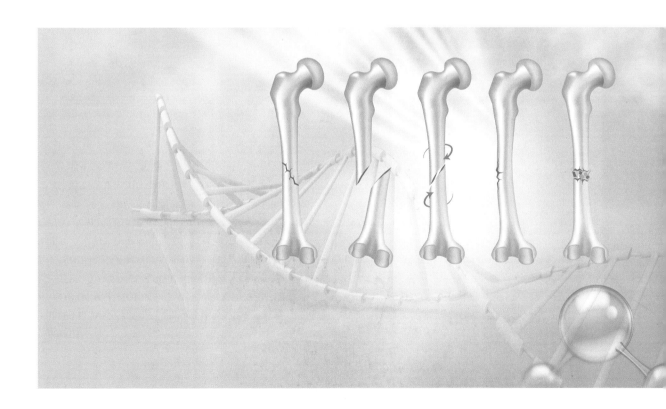

人民卫生出版社

·北　京·

图书在版编目（CIP）数据

骨折三维立体分型观测 / 叶哲伟主编 . —北京：
人民卫生出版社，2022.12
ISBN 978-7-117-33687-1

Ⅰ. ①骨…　Ⅱ. ①叶…　Ⅲ. ①骨折－治疗学　Ⅳ.
①R683.05

中国版本图书馆 CIP 数据核字（2022）第 186213 号

人卫智网　www.ipmph.com　医学教育、学术、考试、健康，
　　　　　　　　　　　　　购书智慧智能综合服务平台
人卫官网　www.pmph.com　人卫官方资讯发布平台

骨折三维立体分型观测

Guzhe Sanwei Liti Fenxing Guance

主　　编　叶哲伟
出版发行　人民卫生出版社（中继线 010-59780011）
地　　址　北京市朝阳区潘家园南里 19 号
邮　　编　100021
E - mail　pmph @ pmph.com
购书热线　010-59787592　010-59787584　010-65264830
印　　刷　北京盛通印刷股份有限公司
经　　销　新华书店
开　　本　889×1194　1/16　　印张：9
字　　数　279 千字
版　　次　2022 年 12 月第 1 版
印　　次　2022 年 12 月第 1 次印刷
标准书号　ISBN 978-7-117-33687-1
定　　价　218.00 元

编 者

（以姓氏笔画为序）

王泓霖	华中科技大学同济医学院附属协和医院	陈　强	福州市第二医院
王俊文	武汉市第四医院	陈小亮	宁夏回族自治区人民医院
方　滢	华中科技大学同济医学院附属协和医院	陈述伟	武汉市江夏区第一人民医院
邓　杨	孝感市第一人民医院	陈保君	辽宁省人民医院
艾山江	博尔塔拉蒙古自治州人民医院	邵　佳	河南省人民医院
叶哲伟	华中科技大学同济医学院附属协和医院	范志锋	深圳市第三人民医院
白　皓	武汉市黄陂区中医医院	金　浩	大冶市人民医院
冯晓波	华中科技大学同济医学院附属协和医院	周　弘	苏州大学附属第一医院
吕　晶	深圳市罗湖医院集团罗湖区人民医院	周建国	赣州市人民医院
刘　融	武汉科技大学附属普仁医院	赵　猛	十堰市太和医院
刘之川	重庆医科大学附属第二医院	胡家朗	武汉市第四医院
刘亚东	湖北医药学院附属国药东风总医院	钟浩博	惠州市第一人民医院
刘先哲	华中科技大学同济医学院附属协和医院	郜　勇	华中科技大学同济医学院附属协和医院
刘松相	华中科技大学同济医学院附属协和医院	段昱宇	湖北中医药大学附属医院
刘蓬然	华中科技大学同济医学院附属协和医院	秦　威	武汉智能医学研究院
安　颖	武汉市第四医院	聂　克	枝江市人民医院
孙玉东	重庆市巫山县人民医院	夏　天	华中科技大学同济医学院附属协和医院
孙亭方	华中科技大学同济医学院附属协和医院	徐　松	重庆市九龙坡区第一人民医院
孙瑞蔓	江汉大学医学院	高　飞	华中科技大学同济医学院附属协和医院
买自林	宁夏回族自治区吴忠市人民医院	高敏杰	武汉智能医学研究院
李　锐	华中科技大学同济医学院附属协和医院	容　威	清华大学附属北京清华长庚医院
杨佳铭	华中科技大学同济医学院附属协和医院	黄　玮	华中科技大学同济医学院附属协和医院
吴星火	华中科技大学同济医学院附属协和医院	梅荣成	襄阳市中心医院
何　伟	宝鸡市中医医院	章佳波	宁波市第一医院
何祥春	随州市中心医院	梁吉东	西安交通大学医学院附属红会医院
但　洋	华中科技大学同济医学院附属协和医院	董　喆	武汉智能医学研究院
汪　洋	华中科技大学同济医学院附属协和医院	蒋业平	咸丰县人民医院
宋谋珂	淄川区医院	韩　达	武汉智能医学研究院
张加尧	华中科技大学同济医学院附属协和医院	程　佳	中国人民解放军中部战区总医院
张孜君	北京航天总医院	谢　卯	华中科技大学同济医学院附属协和医院
张国磊	徐州市中心医院	谢　毅	华中科技大学同济医学院附属协和医院
张施展	武汉市中心医院	蔡一成	华中科技大学同济医学院附属协和医院
张球俊	武汉美莱医疗美容医院	谭　震	重庆市开州区人民医院
陆　林	武汉大学人民医院	薛明迪	华中科技大学同济医学院附属协和医院
陈　勇	深圳大学总医院	霍彤彤	华中科技大学人工智能与自动化学院

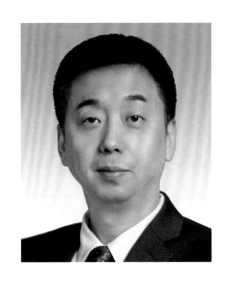

主编简介

叶哲伟　医学博士,华中科技大学同济医学院附属协和医院骨科教授、主任医师、博士研究生导师、智能医学研究室主任,武汉智能医学研究院院长。任国家卫生健康委员会住院医师规范化培训规划教材《智能医学》主编、*Global Health Journal* 执行主编。任国家级科技创新平台培育项目首席科学家、国家骨科与运动康复临床医学研究中心临床研究项目首席科学家、中华医学会医学工程学分会数字骨科学组副组长、中国老年医学学会数字诊疗分会副主任委员、中国解剖学会虚拟现实分会副主任委员、湖北省智能医学学会会长、武汉医学会智能医学分会主任委员、"武汉市启动院士专家引领十大高端产业发展行动计划"智慧医疗首席专家、武汉市人工智能创新发展专家咨询委员会医疗专家。获"全国抗震救灾模范"称号(中共中央、国务院、中央军委联合表彰)。美国芝加哥 RUSH 医学中心交流访问学者。

负责国家自然科学基金项目 2 项,湖北省技术创新重大项目 1 项,湖北省重点研发计划项目 1 项,武汉市江汉区 5G、人工智能示范应用项目 1 项,并负责其他省部级课题多项。获国家专利和软件著作权 20 余项,以第一署名或通信作者在医学期刊发表论文 50 余篇,发表科普文章 500 余篇次。

近年来,成功实施混合现实技术引导下的骨折手术、三地远程混合现实会诊手术、5G 环境下混合现实云平台远程会诊手术。在新冠肺炎疫情肆虐期间坚守一线,通过人工智能 + 混合现实技术,精准定量展示新冠肺炎患者全病程肺部病变的体积变化,入选"湖北省人工智能十二大应用场景"。开展的智能医学工作被中央电视台全程直播,中国政府网、新华社、人民日报等多家媒体也进行了系列报道,相关研究成果发表于数字医疗国际 TOP 期刊 *Journal of Medical Internet Research*（*JMIR*）。

开展的智能医学研究成果,经湖北省科学技术厅技术交易所专家鉴定:技术创新度 4 级(国际范围内未检索到相关研究),技术先进度 7 度(国际领先)。开展的"5G 混合现实远程医疗云平台的研发及应用"入选武汉市重大科技创新成果展示。

序

随着现代化进程的推进,由各类创伤造成的骨折患者大量增加,其骨折种类、严重程度、复杂程度也大大增加。创伤骨折患者治疗的及时性、准确性直接影响其预后。医师对骨折种类及分型的熟练掌握,以及对正确治疗方式的选择,是创伤骨折患者获得良好治疗效果的前提。目前,国内外有较多骨折分型方面的著作,主要分型示意图多以二维图像予以展示,缺乏对相应空间结构的三维立体显示。随着计算机断层扫描(computed tomography,CT)、磁共振(magnetic resonance,MR)等新型检查设备的普及和三维数字技术的推广,将传统的二维骨折分型观察提升到三维骨折分型观察已经成为可能。

本书系统、全面、准确地展现了创伤骨折三维立体分型的情况,为骨科医师及相关临床、科研工作者提供了全面且系统的分型介绍,除配有二维示意图外,还配有相应骨折分型的三维图像。每种骨折分型,通过扫描二维码即可在手机上全方位观察骨折的三维立体形态,便于读者全面掌握不同骨折分型间的差异及空间特点,有助于使手术方案的制订和实施变得更加精准、更加安全。

本书共分为四章,按解剖部位排序,包含上肢骨折与脱位、下肢骨折与脱位、脊柱骨折与脱位,以及骨盆与髋臼骨折的分型及治疗原则,内容比较全面。各种骨折的常用分型都配有精美准确的示意图,特别是能够三维立体观察的示意图,有望极大提高临床、科研工作者对各种复杂骨折的三维空间认识,提升其学习效率。

本书主要有以下特点:首先,通过目前临床上最常用的、被广泛认可的骨折分型系统概述各部位骨折分型,简单实用;其次,编排顺序按照从上到下(即从上肢到下肢、从脊柱到骨盆),符合常规的骨折分型排列顺序,便于查找;再次,每种骨折分型,对其亚型都制作了相应的二维码,读者只需用手机扫码即可在云端服务器调用数据,并在手机终端即时显示骨折分型的三维立体图像,可以任意旋转并增减相应结构,从而极大地加强了读者对于骨折分型的三维立体认知;最后,本书对相应的骨折分型也有针对性地提出了目前常用的治疗原则,包括保守治疗、手术治疗的相应原则,供读者参考和借鉴。本书所展示的骨折分型3D重建图绝大部分取自真实病例,旨在更接近现实情况,其展示的信息将远大于平面示意图。

本书收集大量真实临床影像数据,涵盖了大部分常见部位的骨折脱位分型,相信本书及其云数据库将会成为创伤骨科医师的得力助手。

南方科技大学医院　裴国献

2022年11月

前言

　　医学图像的可视化研究，一直是医学领域非常关注的一个重要方向。见所未见，是医学进步的一个巨大推动力。

　　虽然人体的电生理信息是不可视的，但是通过电信号记录仪器，可以把电信号记录下来并实现可视化，于是便有了脑电图、心电图、肌电图等，使我们对疾病的认知和诊断能力有了很大进步。借助这些检查结果，对于疾病的类型、严重程度及治疗效果都可以进行评估。

　　X线的出现，使我们拥有了对人体进行透视的能力；解剖学的发展使我们对人体的内部解剖结构有了进一步的了解。随着CT、MR等影像设备的出现，我们的这种能力得到进一步加强，因为可以借助影像设备获取人体的二维断层图像。

　　二维医学影像是当今医学信息最主要的信息载体，当我们走进一家医院，会看到很多患者都拎着装有X线、CT、MR胶片的手提袋，医师也在电脑屏幕前或阅片灯上查阅分析各种医学影像资料。以二维影像去反映三维的人体结构，会存在一些信息丢失，在医学上可能会给临床治疗操作的安全性和精准性带来一定的隐患。毕竟人类是生活在三维空间的，如果能够在三维空间对医学图像进行三维立体的展示和观察，我们对疾病的认知会更加准确，对手术方案的制订与实施也会更加精准和安全。

　　通过对CT、MR二维图像的三维重建，可以在二维屏幕上看到三维的医学图像，使我们对疾病的认知得到进一步的提升。有经验的医师可以通过观看二维医学影像资料，在自己大脑中重构出三维结构，但是这需要长时间的专业训练，而且每个人的三维认知能力和三维重建能力是不一样的，此外，人类大脑的三维重建能力也并不是无限的。举个例子，我们看到一个完整头颅CT平扫的二维断层影像，是否可以在自己大脑中重建出这个患者的面部信息？也就是说，观看患者完整的头部CT平扫图像，通过所有的二维断层信息，我们是否可以判断出这个人是张三还是李四？答案是基本不可能，原因是我们的大脑将二维信息重建出三维模型时，实际上会丢失很多细节。如果我们在计算机上进行三维重建，然后在二维的电脑屏幕上显示，就可以知道这是张三还是李四，甚至患者进行CT检查时的表情也会一目了然。维度越高，越接近事物的本质。

　　骨折分型也是如此，传统的骨折分型通过对骨折部位正、侧位各拍一张X线片，来确定骨折类型。直到今天，这些分型仍然是全球骨科医师治疗骨折时使用的"金标准"。以二维信息反映三维的骨折，一定也会有很多细节丢失。而一些丢失的细节，可能对于决定手术的效果，甚至是手术的成败产生重要影响。以胫骨平台骨折为例，Schatzker分型应用最广，但由于该分型是基于二维的X线片，不涉及胫骨后侧平台，因此极易忽略对于胫骨后侧平台骨折的诊断。而在对胫骨后侧平台骨折的三维大数据分析中发现，在高能量损伤所导致的胫骨平台骨折中，胫骨后侧平台骨折块在所有胫骨平台骨折患者中的出现率为 66.7%，由此可见，高维度的医学影像能够使我们对骨折的认知更加全面，这就是我们编写本书的初衷。我们希望对三维世界的骨折进行三维立体展示，让骨科医师了解骨折更多的三维信息，让骨折的治疗变得更加精准、更加安全。

　　本书从立意、立项到编写完成，历时 4 年，用的是"结硬寨、打呆仗"的编写方法，真正是"啃骨头活"，充满艰辛，完成后也充满成就感。小说《三体》里提到"降维打击"，而我们做的是"升维"。在三维分型方面，我们也是"新手上路"，经验非常有限。本书的编写尽管耗时 4 年，但仍然觉得时间不够用，加上能力欠缺，错误实在难免，衷心希望读者多多批评指正，我们在再版时一定认真改正，并根据读者的意见对三维分型进一步充实完善。

　　我们将本书作为骨折三维分型观测的开始，因为骨折分型"升维"后，可能会给骨折的教学培训、手术器械设计、治疗方案制订、手术操作等方面带来无限可能。

华中科技大学同济医学院附属协和医院骨科　叶哲伟

2022 年 11 月于武汉

目录

扫二维码观看网络增值服务方法

1. 首次观看需要激活,方法如下:①刮开带有涂层的二维码,用手机微信"扫一扫",按界面提示输入手机号及验证码登录,或点击"微信用户一键登录";②登录后点击"确认",再点击"查看"即可观看网络增值服务。

2. 激活后再次观看的方法有两种:①手机微信扫描书中任一二维码;②关注"人卫助手"微信公众号,选择"知识服务",进入"我的图书",即可查看已激活的网络增值服务。

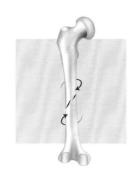

第一章

上肢骨折与脱位

第一节 肩锁关节脱位

一、分型

肩锁关节脱位是肩关节周围损伤的常见疾病,从低能量的摔伤到高能量的车祸伤,均可导致肩锁关节脱位,最常见于肩部内收位时肩外侧着地,以直接暴力更多见。肩锁关节脱位的分型于 20 世纪 60 年代由 Tossy 等首先提出,其根据体检结果和影像学检查显示的韧带损伤范围,将肩锁关节脱位分为 3 型,此即 Tossy 分型。根据肩锁韧带和喙锁韧带的损伤程度,Rockwood 等于 1989 年将肩锁关节脱位分为 6 型,即 Rockwood 分型,也是目前临床上最常用的分型(图 1-1-1)。

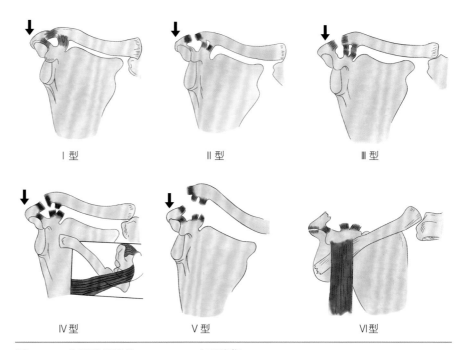

Ⅰ型   Ⅱ型   Ⅲ型

Ⅳ型   Ⅴ型   Ⅵ型

图 1-1-1 肩锁关节脱位 Rockwood 分型总览

肩锁关节脱位的 Rockwood 分型如下。

1. **Ⅰ型**　肩锁韧带扭伤或部分撕裂,但仍保持完整,喙锁韧带完整,肩锁关节稳定;X 线片表现正常,MR 检查可以发现肩锁韧带扭伤的征象(图 1-1-2、3D 重建图 1-1-1)。

2. **Ⅱ型**　肩锁韧带断裂,喙锁韧带扭伤,锁骨远端在水平面上不稳定;X 线片可见肩锁关节破坏、轻度增宽并有纵向分离和喙锁间隙轻度增大(图 1-1-3、3D 重建图 1-1-2)。

3. **Ⅲ型**　肩锁韧带和喙锁韧带均断裂,三角肌、斜方肌附着点撕裂,锁骨远端在水平面和冠状面上均不稳定;X 线片可见锁骨远端移位明显,喙锁间隙增大 25%~100%。对于此型损伤的治疗,目前仍存在争议(图 1-1-4、3D 重建图 1-1-3)。

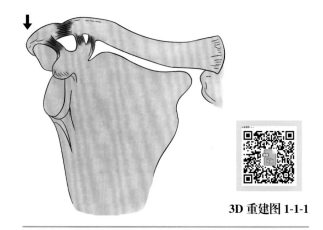

3D 重建图 1-1-1

图 1-1-2　肩锁关节脱位 Rockwood Ⅰ型

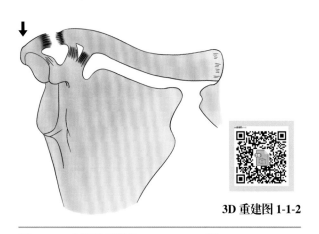

3D 重建图 1-1-2

图 1-1-3　肩锁关节脱位 Rockwood Ⅱ型

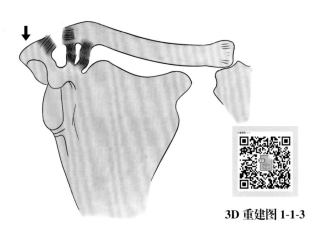

3D 重建图 1-1-3

图 1-1-4　肩锁关节脱位 Rockwood Ⅲ型

4. **Ⅳ型**　肩锁韧带和喙锁韧带均断裂,三角肌 - 斜方肌筋膜破裂,锁骨后移进入或穿透斜方肌,移位固定时,肩关节后方皮肤张力过大;X 线片可见喙锁间隙增大,腋位 X 线片显示锁骨远端后移;锁骨双极脱位(肩锁关节和胸锁关节脱位)少见,多为肩锁关节后脱位和胸锁关节前脱位(图 1-1-5、3D 重建图 1-1-4)。

5. **Ⅴ型**　肩锁韧带和喙锁韧带均断裂,三角肌 - 斜方肌筋膜破裂,锁骨远端在水平面和冠状面上均不稳定,但锁骨远端移位更加严重;X 线片可见喙锁间隙增大 100%~300%(图 1-1-6、3D 重建图 1-1-5)。

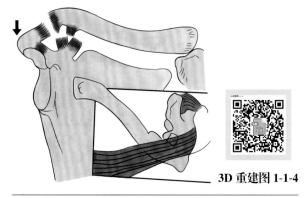

3D 重建图 1-1-4

图 1-1-5　肩锁关节脱位 Rockwood Ⅳ型

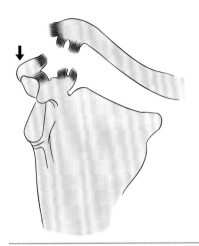

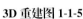

3D 重建图 1-1-5

图 1-1-6 肩锁关节脱位 Rockwood Ⅴ型

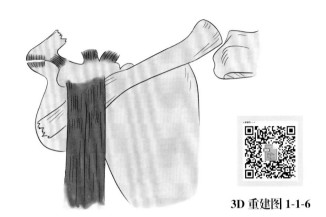

3D 重建图 1-1-6

图 1-1-7 肩锁关节脱位 Rockwood Ⅵ型

6. **Ⅵ型** 肩锁韧带和喙锁韧带均断裂(喙锁韧带在肩峰下脱位时可以保持完整),锁骨远端移位到喙突或肩峰下,锁骨远端下脱位极少见,考虑与严重创伤后上肢极度外展、外旋和肩胛骨收缩有关,此时可伴有臂丛神经或血管的损伤;X 线片示锁骨远端位于肩峰或喙突下,喙锁间隙小于正常侧(图 1-1-7、3D 重建图 1-1-6)。

二、治疗原则

(一)保守治疗

肩关节脱位一般采用保守治疗。手法复位主要包括足蹬法和牵引推拿法。治疗原则:排除骨折,尽早、轻柔复位,减轻患者痛苦。手术适应证:①肩关节前脱位并发肱二头肌长头肌腱向后滑脱阻碍手法复位者;②肱骨大结节撕脱骨折,骨折片卡在肱骨头与关节盂之间影响复位者;③合并肱骨外科颈骨折,手法不能整复者;④合并喙突、肩峰或肩关节盂骨折,移位明显者;⑤合并腋部大血管损伤者。

(二)手术治疗

一般认为,对于高运动水平要求或从事重体力劳动的患者可考虑进行手术治疗,如行锁骨钩钢板、TightRope 技术、Bosworth 螺钉、双 Endobutton 带袢钢板及肌腱移植等。

(刘 融 陆 林)

第二节 肩胛骨骨折

一、分型

肩胛骨骨折主要采用 Hardegger 分型(图 1-2-1),主要包括体部骨折、盂缘骨折、盂窝骨折、解剖颈骨折、外科颈骨折、肩峰骨折、肩胛冈骨折、喙突骨折等。

1. **体部骨折** 占肩胛骨骨折的 35%~50%,骨折多位于肩胛下方的薄弱区(图 1-2-2、3D 重建图 1-2-1)。

2. **盂缘骨折** 约占肩胛骨骨折的 25%,常继发于肱骨头脱位(图 1-2-3、3D 重建图 1-2-2)。

3. **盂窝骨折** 占肩胛骨骨折 6%~10%,常由肱骨头直接撞击盂窝所致,其中损伤严重者约占盂窝骨折的 10%(图 1-2-4、3D 重建图 1-2-3)。

4. **解剖颈骨折** 由于受到肱三头肌长头的持续牵拉,其骨折远端通常向外下方明显移位,单纯依靠手法整复常难以纠正骨折移位(图 1-2-5、3D 重建图 1-2-4)。

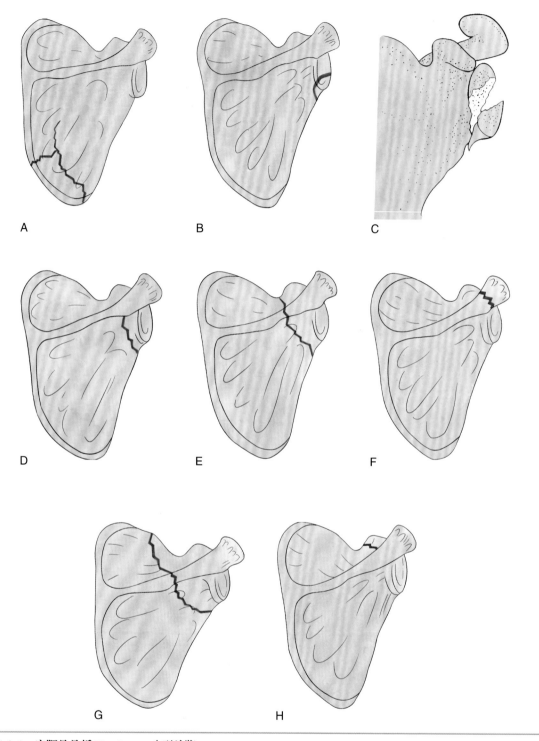

图 1-2-1　肩胛骨骨折 Hardegger 分型总览
A. 体部骨折；B. 盂缘骨折；C. 盂窝骨折；D. 解剖颈骨折；E. 外科颈骨折；F. 肩峰骨折；G. 肩胛冈骨折；H. 喙突骨折。

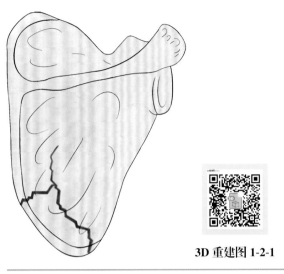

3D 重建图 1-2-1

图 1-2-2　肩胛骨体部骨折

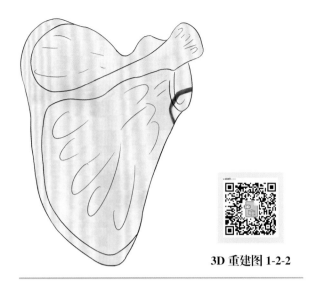

3D 重建图 1-2-2

图 1-2-3　肩胛骨盂缘骨折

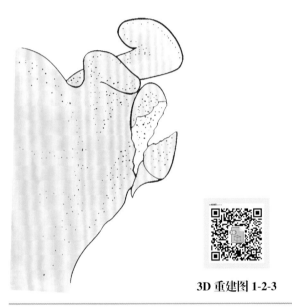

3D 重建图 1-2-3

图 1-2-4　肩胛骨盂窝骨折

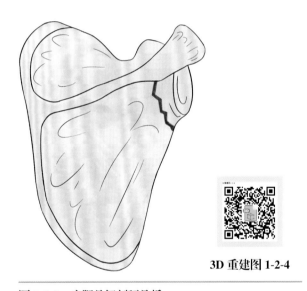

3D 重建图 1-2-4

图 1-2-5　肩胛骨解剖颈骨折

5. **外科颈骨折**　肩胛骨外角可明显移位,其移位程度主要取决于是否伴有同侧锁骨骨折和 / 或喙锁韧带断裂。当肩关节悬吊的稳定性受到严重破坏时,局部肌肉的拉力和患肢重量将使骨折远端向前、下、内侧旋转移位。这种三维方向移位可使肩峰及盂肱关节周围肌群的起止关系和结构长度发生改变,从而导致肩关节的动力平衡失调。骨折可使肩盂的倾斜角度改变,这是导致肩关节脱位的解剖学基础(图 1-2-6、3D 重建图 1-2-5)。

6. **肩峰骨折**　约占 9%,受到三角肌的持续牵拉,其骨折远端常向下倾斜移位,从而损害肩袖功能(图 1-2-7、3D 重建图 1-2-6)。

7. **肩胛冈骨折**　占 6%~11%,常伴有肩胛骨体部骨折,严重者可导致肩袖损伤(图 1-2-8、3D 重建图 1-2-7)。

8. **喙突骨折**　约占 5%,有韧带及肌腱附着,尤其是肱三头肌短头附着,往往会使喙突骨折移位,并可发生不愈合(图 1-2-9、3D 重建图 1-2-8)。

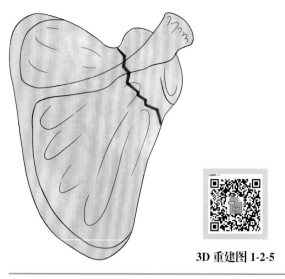

3D 重建图 1-2-5

图 1-2-6   肩胛骨外科颈骨折

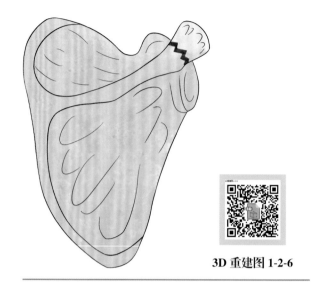

3D 重建图 1-2-6

图 1-2-7   肩胛骨肩峰骨折

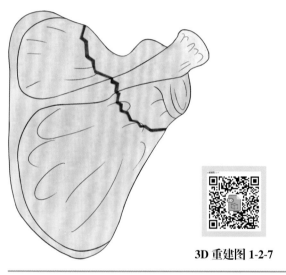

3D 重建图 1-2-7

图 1-2-8   肩胛骨肩胛冈骨折

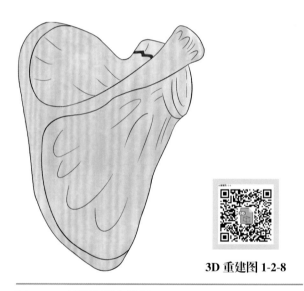

3D 重建图 1-2-8

图 1-2-9   肩胛骨喙突骨折

二、治疗原则

肩胛骨骨折主要采用保守治疗或手术治疗,按照骨折部位依从以下治疗原则。

1. **体部骨折**   由于肩胛骨体部周围有丰厚的肌群覆盖,大部分骨折移位轻微且无须手术治疗。临床上偶有肩胛骨体部爆裂骨折,其外缘尖端可刺入盂肱关节并妨碍关节活动,这类情况需手术治疗。

2. **盂缘骨折**   整复关节脱位后,如果盂缘骨折片大于关节面前部的 1/4 或后部的 1/3,或者移位超过 1cm,以及肩关节不稳定者,均需手术治疗。

3. **盂窝骨折**   移位 >3mm 者需手术治疗。

4. **解剖颈骨折**   在水平面或冠状面上成角畸形 >40°、骨折移位 >1cm、牵引不能整复骨折移位者需手术治疗。

5. **外科颈骨折**   往往都需要手术治疗。

6. **肩峰骨折**   对于无移位或移位不明显的骨折,用三角巾悬吊上肢即可;当骨折移位 >5mm 时,可考虑行切开复位固定。

7. **肩胛冈骨折**　有些移位明显的肩胛冈基底部骨折往往愈合困难,需手术治疗。

8. **喙突骨折**　移位严重的喙突基底部骨折可压迫血管神经束,大都主张行拉力螺钉内固定治疗。

(高　飞　何祥春)

第三节　锁骨骨折

一、分型

锁骨骨折最常用的分型为 Allman 分型(图 1-3-1)。该分型将锁骨骨折分为内侧、中段和外侧 3 型:Ⅰ型骨折为锁骨中段 1/3 骨折,发生率最高(图 1-3-2、3D 重建图 1-3-1);Ⅱ型骨折为外侧 1/3 骨折,骨折不愈合发生率最高,可分为ⅡA 型(锁骨外侧 1/3 骨折,喙锁韧带完整)(图 1-3-3、3D 重建图 1-3-2);ⅡB 型(锁骨外侧 1/3 骨折,喙锁韧带断裂)(图 1-3-4、3D 重建图 1-3-3);Ⅲ型为内侧 1/3 骨折,移位和骨折不愈合较少见(图 1-3-5、3D 重建图 1-3-4)。

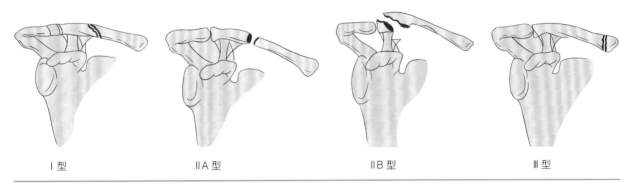

Ⅰ型　　　　　ⅡA 型　　　　　ⅡB 型　　　　　Ⅲ型

图 1-3-1　锁骨骨折 Allman 分型总览

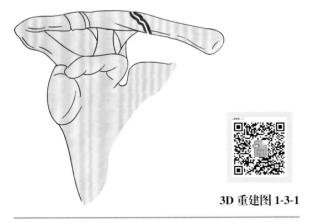

3D 重建图 1-3-1

图 1-3-2　锁骨骨折 Allman Ⅰ型

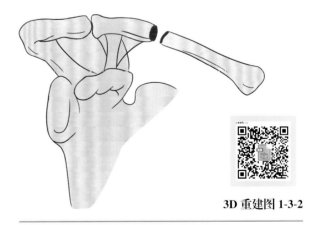

3D 重建图 1-3-2

图 1-3-3　锁骨骨折 Allman ⅡA 型

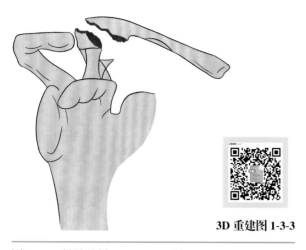

3D 重建图 1-3-3

图 1-3-4   锁骨骨折 Allman ⅡB 型

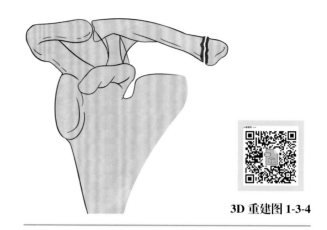

3D 重建图 1-3-4

图 1-3-5   锁骨骨折 Allman Ⅲ型

二、治疗原则

(一) 保守治疗

锁骨骨折的复位不必强求达到解剖复位,大多经保守治疗即可治愈。

1. 三角巾悬吊   儿童的青枝骨折、成人的无移位骨折,悬吊 3 周。

2. 手法复位"8"字绷带固定   有移位的骨折手法复位。

(二) 手术治疗

手术指征:锁骨外侧骨折伴喙锁韧带断裂;骨折块压迫邻近血管、神经(如锁骨下动、静脉和臂丛神经)者;锁骨开放性骨折;伴有多发性损伤的锁骨骨折,尤其是伴有同侧上肢损伤、双侧上肢骨折移位者;不能接受保守治疗后可能存在畸形愈合隆起的外观而要求手术者;闭合复位后不稳定或复位失败者。

内固定方法可视骨折的类型和部位等不同,选择"8"字钢丝、克氏针或钢板螺钉内固定。术中注意探查锁骨下血管及神经的压迫和损伤情况,如有压迫要给予解除,如有血管、神经损伤要做修补缝合。用钢板固定时,在骨折复位后,依锁骨的外形将选择好的钢板折弯,使其跨越骨折线并置于锁骨的前上侧。可用挡板或骨膜剥离器保护锁骨下血管、神经及胸膜顶。用持骨器固定后,再钻孔、螺钉固定。螺钉长度以刚穿过对侧骨皮质为宜,不可过长。

(聂 克   张孜君)

第四节   肩关节脱位

一、分型

根据盂肱关节不稳定的方向,可将肩关节脱位分为前脱位、后脱位和下脱位。

(一) 肩关节前脱位

肩关节前脱位最为常见,均有明显的外伤史,存在疼痛、肿胀及功能障碍等一般损伤症状;因肱骨头向前脱位,肩峰特别突出,形成典型的方肩畸形;同时可触及肩峰下空虚感,从腋窝可摸到前脱位的肱骨头;前臂有明显的外展内旋畸形,并弹性固定于这种畸形位置;当伤侧肘关节的内侧紧贴于胸前壁时,伤肢手掌不能触摸健侧肩部,即杜加斯征(Dugas sign)阳性的表现。

根据脱位后肱骨头的相对解剖位置,可以分为 4 型(图 1-4-1)。

1. Ⅰ型   喙突下型。肱骨头脱位至喙突下方(图 1-4-2、3D 重建图 1-4-1)。

2. Ⅱ型   盂下型。肱骨头脱位至关节盂下方(图 1-4-3、3D 重建图 1-4-2)。

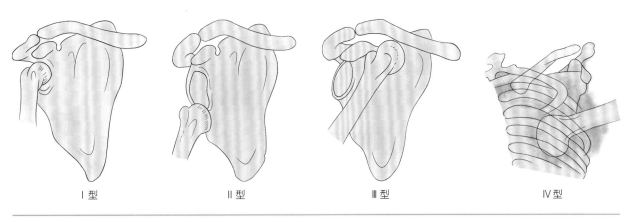

图 1-4-1　肩关节前脱位分型总览

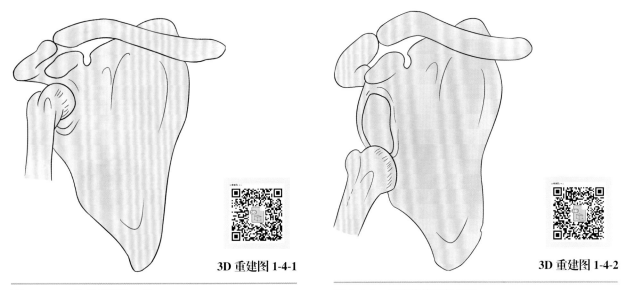

3D 重建图 1-4-1

3D 重建图 1-4-2

图 1-4-2　肩关节前脱位 I 型

图 1-4-3　肩关节前脱位 II 型

　　3. **III型**　锁骨下型。肱骨头脱位后向内侧移位,至喙突内侧、锁骨下方(图 1-4-4、3D 重建图 1-4-3)。

　　4. **IV型**　胸内脱位型。肱骨头脱位通过肋间进入胸腔,多合并有肺及血管、神经的损伤(图 1-4-5、3D 重建图 1-4-4)。

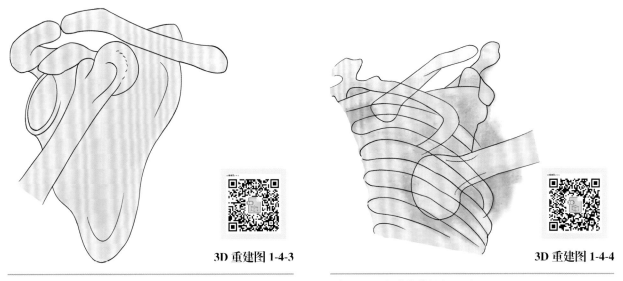

3D 重建图 1-4-3

3D 重建图 1-4-4

图 1-4-4　肩关节前脱位 III 型

图 1-4-5　肩关节前脱位 IV 型

（二）肩关节后脱位

肩关节后脱位的发生率仅次于肩关节前脱位,临床症状不如前脱位明显,肩关节后脱位绝大多数为肩峰下脱位,无明显方肩畸形和弹性固定现象,肩关节活动范围受限也不像前脱位那样明显(图 1-4-6、3D 重建图 1-4-5)。

（三）肩关节下脱位

肩关节下脱位最为少见,在此不作说明。

二、治疗原则

（一）保守治疗

肩关节急性脱位,应尽快行肩关节 X 线检查,判断脱位的方向、是否合并骨折。如确定是单纯脱位,局部麻醉后复位即可,常用足蹬法和牵引推拿法,然后用颈腕吊带固定 3~4 周。复位后应注意避免易导致脱位复发的动作。如果超过 3 次以上复发脱位,则称为肩关节不稳定,需要行关节镜手术才能解决问题。

（二）手术治疗

有少数肩关节脱位患者需要通过手术复位。其适应证为:肩关节前脱位并发肱二头肌长头肌腱向后滑脱阻碍手法复位者;肱骨大结节撕脱骨折,骨折片卡在肱骨头与关节盂之间影响复位者;合并肱骨外科颈骨折,手法不能整复者;合并喙突、肩峰或肩关节盂骨折,移位明显者;合并腋部大血管损伤者。

（黄　玮　张国磊）

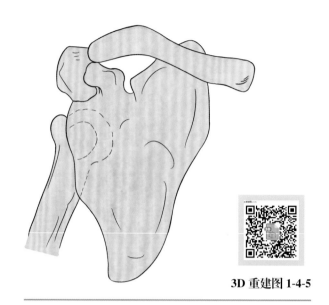

3D 重建图 1-4-5

图 1-4-6　肩关节后脱位

第五节　肱骨近端骨折

一、分型

肱骨近端骨折是指肱骨外科颈至肱骨头关节面之间的骨折,是老年人常见的骨折,常伴有骨折脱位,偶有神经损伤。肱骨近端骨折采用 Neer 分型。

Neer 分型是从 Codman 以肱骨近端骨骺线为基础将肱骨分为肱骨头,大、小结节和肱骨干四个部分的理论发展而来的。Neer 分型中骨折移位的标准:相邻骨折块移位 >1cm,成角 >45°。也就是说,Neer 分型取决于四个部分的稳定性和相对于肱骨头的移位情况(图 1-5-1)。

1. **I 型**　为一部分骨折,包括无移位和轻度移位骨折,可为一处骨折也可为多处骨折,但任何一处骨折的移位都不会 >1cm,骨折成角也不会 >45°。该类型骨折约占肱骨近端骨折的 85%,常见于 60 岁以上的老年人(图 1-5-2、3D 重建图 1-5-1)。

2. **II 型**　为二部分骨折,即肱骨近端的四个部分中,某一个部分移位。临床常见外科颈骨折和大结节撕脱骨折,小结节骨折和单纯解剖颈骨折少见(图 1-5-3、3D 重建图 1-5-2)。

（1）大结节撕脱骨折:骨折后由于冈上肌的牵拉,可出现大结节向上、向后移位,骨折后往往合并肩袖肌腱或肩袖间隙的撕裂。

（2）外科颈骨折:发生于肱骨干骺端、大结节与小结节基底部。

（3）解剖颈骨折:此骨折由于肱骨头血供被破坏,造成骨折愈合困难、肱骨头缺血性坏死发生率高。

（4）小结节骨折:多数与外科颈骨折同时发生。

一部分骨折
（即 Neer Ⅰ型）

解剖颈骨折　　外科颈骨折　　大结节骨折　　小结节骨折

二部分骨折
（即 Neer Ⅱ型）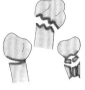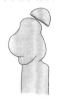

大结节骨折　　小结节骨折

三部分骨折
（即 Neer Ⅲ型）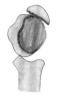

四部分骨折
（即 Neer Ⅳ型）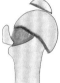

骨折脱位
（即 Neer Ⅴ型）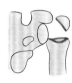

肱骨头劈裂骨折
（即 Neer Ⅵ型）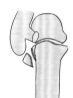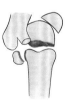

图 1-5-1　肱骨近端骨折 Neer 分型总览

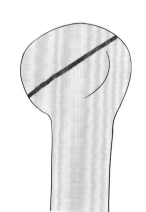

3D 重建图 1-5-1

图 1-5-2　肱骨近端骨折 Neer Ⅰ型

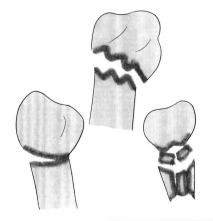

3D 重建图 1-5-2

图 1-5-3　肱骨近端骨折 Neer Ⅱ型（图示为外科颈二部分骨折）

3. **Ⅲ型**　为三部分骨折,指三个主要部分骨折和移位。常见外科颈骨折合并大结节骨折并移位,肱骨头可因肩胛下肌的牵拉而有内旋移位(图 1-5-4、3D 重建图 1-5-3)。

4. **Ⅳ型**　为四部分骨折,指四个部分均有骨折和移位,是肱骨近端骨折中最严重的一种,也相对少见。肱骨头的解剖颈骨折使肱骨头的血供系统被破坏,肱骨头缺血性坏死发生率高(图 1-5-5、3D 重建图 1-5-4)。

5. **Ⅴ型**　骨折脱位。严重暴力时,肱骨近端骨折可以合并肱骨头脱位,脱位方向依暴力性质和方向而定,可以出现前、后、上、下脱位,甚至是胸腔内脱位。临床上二部分骨折合并脱位常见,如肱骨大结节骨折合并脱位(图 1-5-6、3D 重建图 1-5-5)。

6. **Ⅵ型**　肱骨头劈裂骨折。严重暴力时,除引起肱骨近端骨折、移位和肱骨头脱位外,还可造成肱骨头骨折和肩盂关节面塌陷。肱骨头关节面塌陷骨折如果达到或超过关节面的 40%,应考虑行肩关节置换术治疗(图 1-5-7、3D 重建图 1-5-6)。

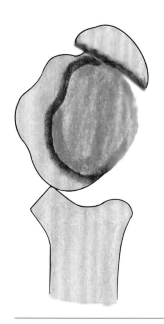

3D 重建图 1-5-3

图 1-5-4　肱骨近端骨折 Neer Ⅲ型(图示为大结节三部分骨折)

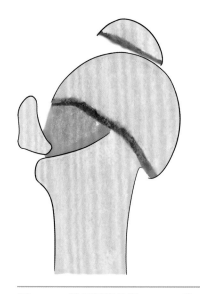

3D 重建图 1-5-4

图 1-5-5　肱骨近端骨折 Neer Ⅳ型

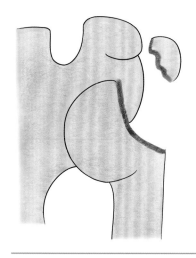

3D 重建图 1-5-5

图 1-5-6　肱骨近端骨折 Neer Ⅴ型

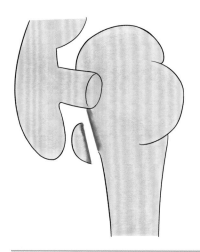

3D 重建图 1-5-6

图 1-5-7　肱骨近端骨折 Neer Ⅵ型

二、治疗原则

（一）保守治疗

保守治疗通常包括止痛、手法复位、一定时间的悬吊固定及物理疗法等，具有骨折愈合率高、并发症发生率低及肱骨头缺血性坏死率低等特点，临床上采取保守治疗的患者约占肱骨近端骨折患者的85%。适用于单纯大结节骨折，移位<1cm或成角<45°者，以及单纯外科颈骨折成角<45°易于复位者。复位后可以采用石膏固定。复位后较为稳定的骨折可以采用颈腕带悬吊制动。

（二）手术治疗

1. 经皮穿针内固定术

（1）适应证：此技术相对微创，发生骨坏死的概率相对较小，但稳定性不足，对手术技术要求高，可用于不稳定的二部分外科颈骨折，也可用于较复杂的三部分骨折或外展嵌插的四部分骨折。该技术一般需要患者具有较好的骨密度，骨折粉碎程度轻、结节完整、内侧壁支撑好，且需要患者具有较好的依从性。

（2）并发症：①畸形愈合，发生率约为28%；②固定针移位或松动；③针道感染；④肱骨头缺血性坏死；⑤神经、血管损伤。

2. 锁定钢板内固定术　手术体位采用沙滩椅位，经胸大肌三角肌入路和三角肌前内侧入路进行。在进行钢板放置时，理想的放置位置在钢板近端距离大结节定点5~8mm、结节间沟后方4~6mm处。

3. 髓内钉内固定　髓内钉内固定相对于经皮穿针内固定具有稳定性更好的优点，对于肱骨近端骨折Neer Ⅱ型、Ⅲ型更为适用。髓内钉内固定技术相对于钢板技术来说更加微创，对骨折周围软组织的干扰和破坏更小，并且髓内钉的固定更为坚固。其中，直形髓内钉相对于曲形髓内钉，术后近端螺钉松动、骨折不愈合、肩峰撞击综合征等并发症的发生率更低，因此推荐使用新一代的直形髓内钉。

4. 肩关节置换术　适用于：①肱骨头关节面压缩超过50%、肱骨头劈裂的患者；②尤其适用于严重骨质疏松症患者，其骨质难以承载内固定系统；③缺血性坏死发生概率较大者；④三部分骨折伴脱位者。

（周建国　邵　佳　汪　洋）

第六节　肱骨干骨折

一、分型

肱骨干骨折系指肱骨外科颈以下1~2cm至肱骨髁上2cm之间的骨折，占全身骨折的1.31%。多发于肱骨干的中部，其次为下部，上部最少。中部和下部1/3骨折易合并桡神经损伤，下部1/3骨折还易发生骨不连（图1-6-1）。

肱骨干骨折分型方法采用AO/OTA分型（表1-6-1、图1-6-2）。

肱骨干骨折分型：A型，简单骨折；B型，楔形骨折；C型，粉碎性骨折。

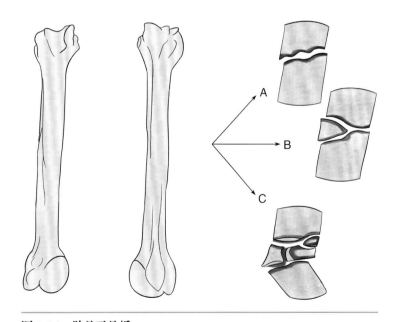

图1-6-1　肱骨干骨折
A. A型：简单骨折；B. B型：楔形骨折；C. C型：粉碎性骨折。

表 1-6-1   肱骨干骨折 AO/OTA 分型

分型	分型标准	亚型	分型标准
A 型	简单骨折	A1 型	简单螺旋形骨折(图 1-6-3、3D 重建图 1-6-1)
		A2 型	简单斜形骨折(≥30°)(图 1-6-4、3D 重建图 1-6-2)
		A3 型	简单横形骨折(<30°)(图 1-6-5、3D 重建图 1-6-3)
B 型	合并一附加的骨折块:楔形或蝶形骨折块	B1 型	螺旋楔形骨折(图 1-6-6、3D 重建图 1-6-4)
		B2 型	弯曲楔形骨折(图 1-6-7、3D 重建图 1-6-5)
		B3 型	楔形粉碎性骨折(图 1-6-8、3D 重建图 1-6-6)
C 型	复杂骨折(如复杂螺旋形骨折、双骨折或粉碎性骨折)	C1 型	螺旋形粉碎性骨折(图 1-6-9、3D 重建图 1-6-7)
		C2 型	节段性粉碎性骨折(图 1-6-10、3D 重建图 1-6-8)
		C3 型	不规则粉碎性骨折(图 1-6-11、3D 重建图 1-6-9)

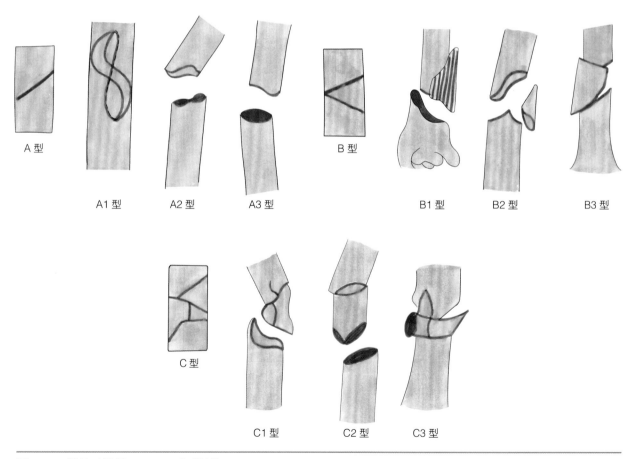

图 1-6-2   肱骨干骨折 AO/OTA 分型总览

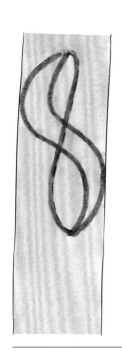

3D 重建图 1-6-1

图 1-6-3 肱骨干骨折 AO 分型 A1 型

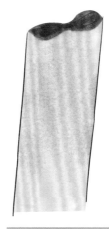

3D 重建图 1-6-2

图 1-6-4 肱骨干骨折 AO 分型 A2 型（≥30°）

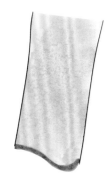

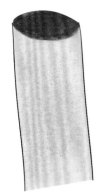

3D 重建图 1-6-3

图 1-6-5 肱骨干骨折 AO 分型 A3 型（<30°）

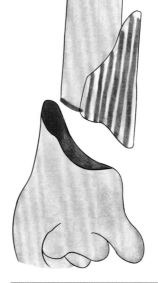

3D 重建图 1-6-4

图 1-6-6 肱骨干骨折 AO 分型 B1 型

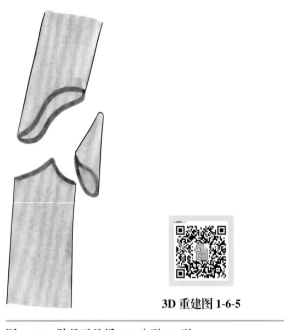

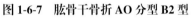

3D 重建图 1-6-5

图 1-6-7　肱骨干骨折 AO 分型 B2 型

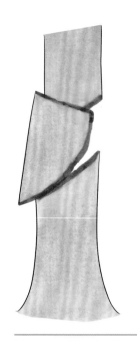

3D 重建图 1-6-6

图 1-6-8　肱骨干骨折 AO 分型 B3 型

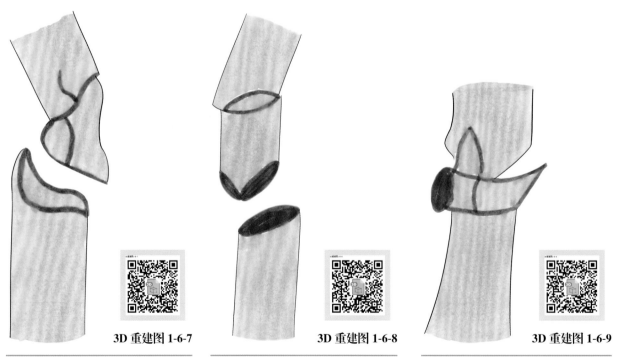

3D 重建图 1-6-7

图 1-6-9　肱骨干骨折 AO 分型 C1 型

3D 重建图 1-6-8

图 1-6-10　肱骨干骨折 AO 分型 C2 型

3D 重建图 1-6-9

图 1-6-11　肱骨干骨折 AO 分型 C3 型

二、治疗原则

肱骨干骨折的治疗包括保守治疗和手术治疗。

（一）保守治疗

大部分肱骨干骨折保守治疗的效果较好,可耐受中度成角畸形(向前成角<20°、内翻或外翻成角<30°)、旋转畸形(<30°)或者短缩畸形(<3cm)。肱骨干骨折保守治疗的方法主要包括:悬垂石膏、功能支具、夹板及 Velpeau 位贴胸制动等。

（二）手术治疗

肱骨干骨折的手术治疗包括外固定架治疗、钢板内固定术及髓内钉内固定术。

1. 外固定架治疗　当骨折为开放性、感染性、伴有严重的软组织损伤及患者全身状况差时,可以作为临时性治疗。

2. 钢板内固定术　适用于各型肱骨干骨折患者。其中,锁定钢板在骨质疏松症患者、骨不连患者及肱骨干骨折 AO 分型 B 型或 C 型患者的治疗中,内固定断裂和松动的发生率更低。此外,微创钢板接骨术(minimally invasive plate osteosynthesis,MIPO)也适用于各型肱骨干骨折患者,尤其适用于肱骨干骨折 AO 分型 C 型的患者。

3. 髓内钉内固定术　适用于各型肱骨干骨折患者,尤其是病理性骨折、节段性骨折、骨量减少骨折的固定。但是,伴有神经损伤的骨折及 Gustilo-Anderson 分级为Ⅲ级的开放性骨折,是髓内钉内固定术的禁忌证。

（陈　强　刘亚东　杨佳铭）

第七节　肱骨远端骨折

一、分型

肱骨远端骨折分型目前被广泛接受的是 AO 分型,其按照肘关节外骨折、部分肘关节内骨折及完全肘关节内骨折分为 A 型、B 型、C 型,其更细的分类为 27 个亚型,共 61 型。

（一）A 型——肘关节外骨折

肘关节外骨折,其中 A1 型为肱骨突撕脱骨折(图 1-7-1);A2 型为肱骨干骺端简单骨折(图 1-7-2);A3 型为肱骨干骺端粉碎性骨折(图 1-7-3)。

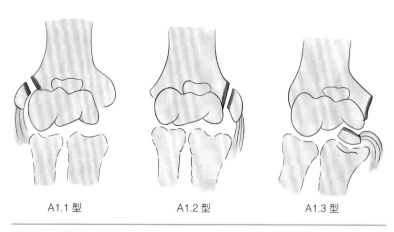

A1.1 型　　　A1.2 型　　　A1.3 型

图 1-7-1　肱骨突撕脱骨折

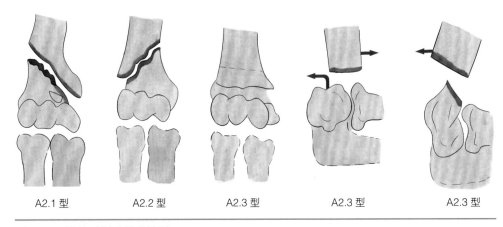

A2.1 型　　　　A2.2 型　　　　A2.3 型　　　　A2.3 型　　　　A2.3 型

图 1-7-2　肱骨干骺端简单骨折

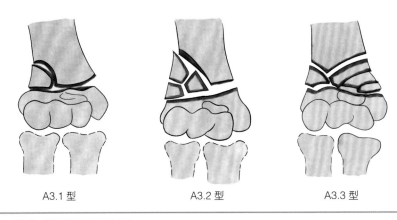

A3.1 型　　　　　　A3.2 型　　　　　　A3.3 型

图 1-7-3　肱骨干骺端粉碎性骨折

1. **A1.1 型**　肱骨外髁撕脱骨折(图 1-7-4、3D 重建图 1-7-1)。

2. **A1.2 型**　肱骨内髁撕脱骨折,骨折块未嵌入关节。

3. **A1.3 型**　肱骨内髁撕脱骨折,骨折块嵌入关节。

4. **A2.1 型**　骨折线斜向下内关节外骨折(图 1-7-5、3D 重建图 1-7-2)。

5. **A2.2 型**　骨折线斜向下外关节外骨折。

6. **A2.3 型**　横形关节外骨折,分 3 个亚型:干骺端无明显移位;干骺端向后移位;干骺端向前移位。

7. **A3.1 型**　干骺端简单粉碎性骨折(图 1-7-6、3D 重建图 1-7-3)。

8. **A3.2 型**　干骺端一侧粉碎性骨折。

9. **A3.3 型**　干骺端复杂粉碎性骨折。

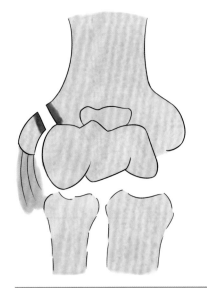

3D 重建图 1-7-1

图 1-7-4　肱骨远端骨折 AO 分型 A1.1 型

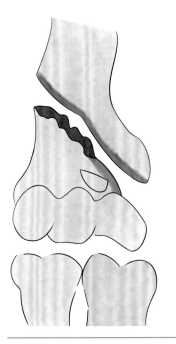

3D 重建图 1-7-2

图 1-7-5 肱骨远端骨折 AO 分型 A2.1 型

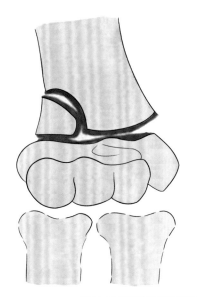

3D 重建图 1-7-3

图 1-7-6 肱骨远端骨折 AO 分型 A3.1 型

（二）B 型——肘关节内骨折

部分肘关节内骨折，其中 B1 型为外侧矢状面的部分肘关节内骨折（图 1-7-7）；B2 型为内侧矢状面的部分肘关节内骨折（图 1-7-8）；B3 型为累及前面的冠状位的部分肘关节内骨折（图 1-7-9）。

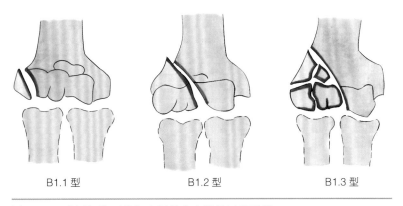

B1.1 型   B1.2 型   B1.3 型

图 1-7-7 外侧矢状面的部分肘关节内肱骨远端骨折

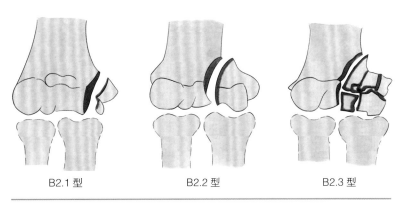

B2.1 型   B2.2 型   B2.3 型

图 1-7-8 内侧矢状面的部分肘关节内肱骨远端骨折

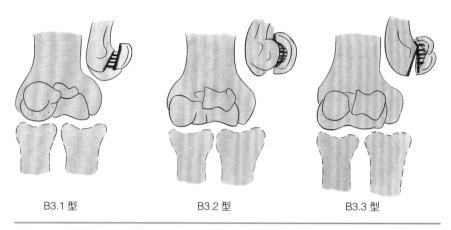

B3.1 型　　　　　　　B3.2 型　　　　　　　B3.3 型

图 1-7-9　累及前面的冠状位的部分肘关节内肱骨远端骨折

1. **B1.1 型**　骨折线通过肱骨小头或通过肱骨小头与滑车之间（图 1-7-10、3D 重建图 1-7-4）。

2. **B1.2 型**　骨折线通过肱骨滑车外侧的简单骨折。

3. **B1.3 型**　骨折线通过肱骨滑车外侧的粉碎性骨折。

4. **B2.1 型**　骨折线通过肱骨滑车内侧的简单骨折（图 1-7-11、3D 重建图 1-7-5）。

5. **B2.2 型**　骨折线通过肱骨滑车内侧的简单骨折，骨折线通过干骺端。

6. **B2.3 型**　骨折线通过肱骨滑车内侧的粉碎性骨折。

7. **B3.1 型**　肱骨小头骨折（图 1-7-12、3D 重建图 1-7-6）。

8. **B3.2 型**　滑车骨折。

9. **B3.3 型**　肱骨小头与滑车骨折。

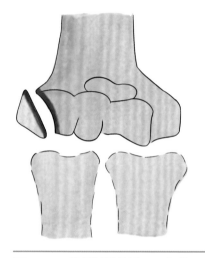

3D 重建图 1-7-4

图 1-7-10　肱骨远端骨折 AO 分型 B1.1 型

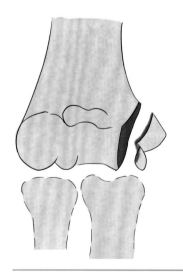

3D 重建图 1-7-5

图 1-7-11　肱骨远端骨折 AO 分型 B2.1 型

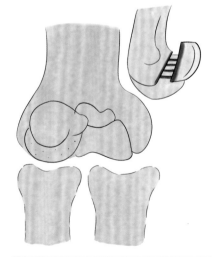

3D 重建图 1-7-6

图 1-7-12　肱骨远端骨折 AO 分型 B3.1 型

（三）C 型——完全肘关节内骨折

完全肘关节内骨折,其中 C1 型为肘关节内简单骨折、肱骨干骺端简单骨折(图 1-7-13);C2 型为肘关节内简单骨折、肱骨干骺端粉碎性骨折(图 1-7-14);C3 型为肘关节内粉碎性骨折、肱骨干骺端粉碎性骨折(图 1-7-15)。

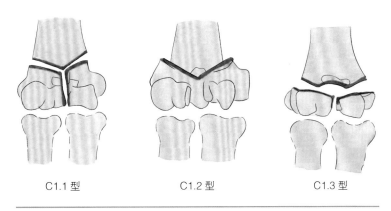

C1.1 型　　　　　C1.2 型　　　　　C1.3 型

图 1-7-13　肘关节内简单骨折、肱骨干骺端简单骨折(C1 型)

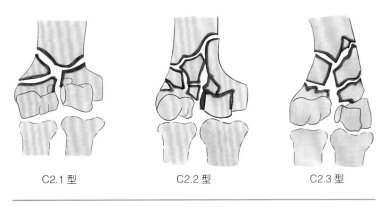

C2.1 型　　　　　C2.2 型　　　　　C2.3 型

图 1-7-14　肘关节内简单骨折、肱骨干骺端粉碎性骨折(C2 型)

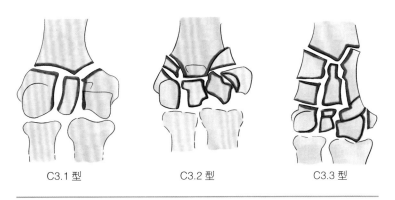

C3.1 型　　　　　C3.2 型　　　　　C3.3 型

图 1-7-15　肘关节内粉碎性、肱骨干骺端粉碎性肱骨远端骨折(C3 型)

1. **C1.1 型**　轻度移位的干骺端 Y 形、T 形及 V 形骨折(图 1-7-16、3D 重建图 1-7-7)。
2. **C1.2 型**　明显移位的干骺端 Y 形、T 形及 V 形骨折。
3. **C1.3 型**　T 形骨骺骨折。
4. **C2.1 型**　干骺端有完整的楔形骨块骨折 (图 1-7-17、3D 重建图 1-7-8)。
5. **C2.2 型**　干骺端楔形骨块粉碎性骨折。
6. **C2.3 型**　复杂骨折。
7. **C3.1 型**　干骺端简单骨折(图 1-7-18、3D 重建图 1-7-9)。
8. **C3.2 型**　干骺端楔形骨块骨折。
9. **C3.3 型**　干骺端复杂骨折。

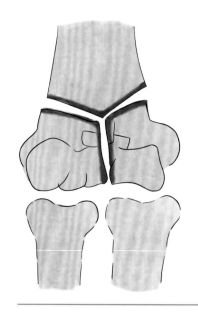

3D 重建图 1-7-7

图 1-7-16　肱骨远端骨折 C1.1 型

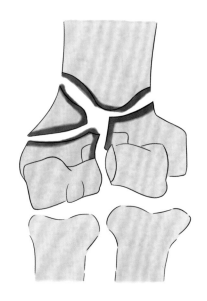

3D 重建图 1-7-8

图 1-7-17　肱骨远端骨折 C2.1 型

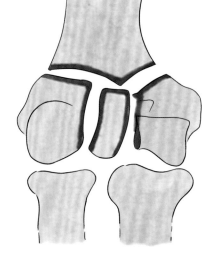

3D 重建图 1-7-9

图 1-7-18　肱骨远端骨折 C3.1 型

二、治疗原则

(一) 保守治疗

对于无明显移位、仅累及干骺端、未累及关节面的肱骨远端骨折,可以通过石膏外固定等保守治疗的方法获得良好疗效;对于累及关节面的骨折,在移位不明显、患者功能要求较低或有手术禁忌证时,也可以采用石膏外固定等保守治疗方法。

(二) 手术治疗

1. **手术指征**　①手法复位失败,骨折断端对位、对线不良,未达到功能复位要求,估计愈合后影响功能;②骨折断端分离移位,或者骨折断端间有软组织嵌入;③病理性骨折;④合并神经、血管损伤;⑤肱骨下 1/3 螺旋形骨折,若采用手法复位外固定的方法治疗损伤桡神经的风险较大;⑥同一肢体有多发性骨折;⑦陈旧性骨折不愈合;⑧影响功能的骨折畸形愈合;⑨8~12 小时内、污染不重的开放性骨折;⑩不适合行闭合复位的严重的神经功能障碍患者,如帕金森病等。

2. **手术入路**　根据骨折的不同类型选择合适的入路,在保证手术效果的前提下尽量减少损伤。手术入路的选择:①前侧入路,血管和神经并发症发生率很高,用于肱动脉及正中神经探查;②内侧入路,A1.2 型、A1.3 型、A2.1 型、A2.2 型等涉及内上髁、内侧髁的简单骨折;③外侧入路,A1.1 型、B1 型等涉及外上髁、外侧髁的简单骨折;④后侧入路,具有可延展性,可显露肘关节内、外侧及关节面,手术切口在后方。

3. **内固定方法**

(1) 钢板螺钉内固定:应用钢板螺钉可以在不干扰肩袖组织的情况下实现肱骨干骨折的稳定固定。术中根据骨折粉碎程度及软组织剥离范围决定是否行植骨术。每一枚螺钉都应通过钢板置入,都需要固定到对侧骨折块;每一枚螺钉都应该足够长且尽可能多地固定关节内骨折块;远端骨折块应尽量用多枚螺钉固定。固定远端骨折块的螺钉要实现相互交锁,从而实现内外侧柱的角度稳定,将两柱相连,接骨板要加压固定肱骨髁上骨折。

(2) 外固定架固定:适用于合并广泛软组织损伤的肱骨干开放性骨折,以及合并烧伤及感染性骨折不愈合者。外固定架固定的主要并发症包括钉道感染,损伤神经、血管,干扰肌腱滑动等。

(3) 髓内钉内固定:髓内钉包括弹性髓内钉和带锁髓内钉,后者更有助于防止骨折断端短缩、分离和旋转移位,适用于大多数长管状骨骨干骨折。对于高龄肱骨远端骨折的患者,骨折明显移位或严重粉碎,以及部分 C3 型骨折无法重建关节面者可考虑肘关节置换术。

(张施展　薛明迪　蔡一成)

第八节　肘关节脱位

一、分型

肘关节是人体内比较稳定的关节之一,但创伤性脱位仍不少见,常属运动伤或跌落伤,是肘部常见损伤,其发生率约占全身四大关节(髋、膝、肩、肘)脱位总数的一半,10~20 岁发生率最高。由于肘关节脱位类型较复杂,常合并肘部其他结构损伤,在诊断和治疗时应加以注意,防止误诊。若早期未得到及时正确的处理,则可导致晚期出现严重的功能障碍,所以对肘关节脱位强调早期诊断、及时处理。

肘关节脱位主要由间接暴力引起。肘部是前臂和上臂的连接结构,暴力的传导和杠杆作用是引起肘关节脱位的基本外力形式。

(一) 肘关节脱位的 Browner 分型(常用)

根据尺骨、桡骨相对肱骨移位的方向可以分为以下 5 型。①A 型:肘关节后脱位;②B 型:肘关节前脱位;③C 型:肘关节外侧脱位;④D 型:肘关节内侧脱位;⑤E 型:肘关节分离脱位(图 1-8-1)。

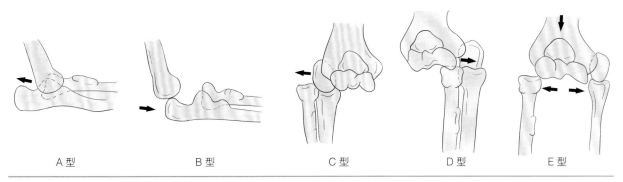

A 型　　　　B 型　　　　C 型　　　　D 型　　　　E 型

图 1-8-1　肘关节脱位 Browner 分型总览

1. **A 型**　肘关节后脱位。因肘关节后部关节囊及韧带较薄弱,故为最多见的一种肘关节脱位类型。损伤机制往往是由于跌倒时手掌着地,肘关节在半伸直位,前臂旋后位,造成尺骨鹰嘴向后移位、肱骨下端向前移位。治疗以手法闭合复位为主,很少需要手术切开复位(图 1-8-2、3D 重建图 1-8-1)。

2. **B 型**　肘关节前脱位。单纯肘关节前脱位在临床上非常少见。常因跌伤后处于屈肘位,暴力直接作用于前臂后方所致(图 1-8-3、3D 重建图 1-8-2)。

3. **C 型及 D 型**　肘关节侧方脱位,C 型为外侧脱位,D 型为内侧脱位。以青少年为多见。外侧脱位是肘外翻应力所致,内侧脱位则为肘内翻应力所致。治疗上可行手法复位。在肘关节外侧脱位时,肘肌可嵌入脱位的关节间隙并阻挡关节复位,故外侧脱位有时需要手术切开复位(图 1-8-4、3D 重建图 1-8-3、3D 重建图 1-8-4)。

4. **E 型**　即肘关节分离脱位。有前后型(桡骨向前、尺骨向后脱位)和内外型(桡骨向外侧、尺骨向内侧脱位)两种,临床上非常罕见,其特点是尺骨、桡骨呈直向分开,肱骨下端位于尺骨和桡骨之间,并有广泛的软组织损伤。除有关节囊及侧副韧带撕裂外,前臂骨间膜及环状韧带也完全撕裂(图 1-8-5、3D 重建图 1-8-5)。

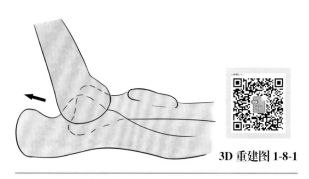

3D 重建图 1-8-1

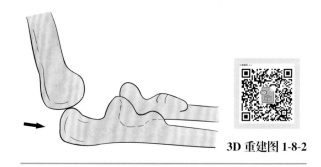

3D 重建图 1-8-2

图 1-8-2　肘关节脱位 Browner A 型

图 1-8-3　肘关节脱位 Browner B 型

3D 重建图 1-8-3

3D 重建图 1-8-4

3D 重建图 1-8-5

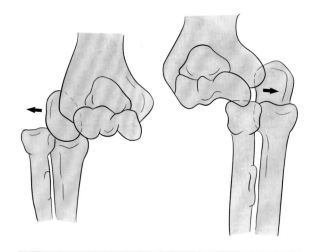

图 1-8-4　肘关节脱位 Browner C 型及 D 型

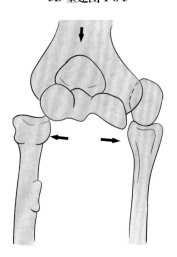

图 1-8-5　肘关节脱位 Browner E 型

（1）前后型：比内外型更为多见。尺骨及冠突向后脱位并停留在鹰嘴窝中，桡骨头向前脱位进入冠突窝内。手法复位与肘关节后脱位的复位方法类似，应首先对尺骨进行复位，然后对桡骨头直接挤压完成复位。

（2）内外型：非常少见，属罕见病例。多为沿前臂传导的外力致伤，环状韧带及骨间膜破裂后，尺骨、桡骨分别移向内侧及外侧，而肱骨下端则处在二者之间。复位手法应以伸肘位牵引为主，同时对尺骨、桡骨施加合拢之力即可复位。

（二）肘关节后外侧脱位的 O'Driscoll-Morrey 分度

肘关节后外侧脱位存在肘关节周围关节囊、韧带损伤和对应的临床肘关节不稳等情况，如后外侧旋转不稳定（posterior lateral rotatory instability，PLRI）。临床上可观察到肘关节周围软组织环破裂，通常伴有肘关节外尺侧副韧带（lateralulnar collateral ligament，LUCL）、内侧副韧带和前关节囊的广泛损伤，甚至伴屈伸和旋转肌腱的损伤。

肘关节后外侧脱位的 O'Driscoll-Morrey 分度见图 1-8-6。

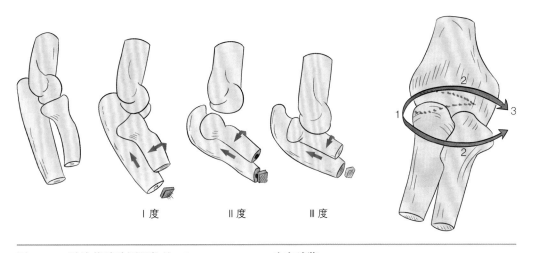

图 1-8-6　肘关节后外侧脱位的 O'Driscoll-Morrey 分度总览

如前所述，肘关节后外侧脱位最多见，也是造成肘关节不稳的最常见原因。O'Driscoll-Morrey 将后外侧脱位描述为肘关节周围软组织环形破裂的过程，并将其分成 3 度（表 1-8-1）。

表 1-8-1　肘关节后外侧脱位 O'Driscoll-Morrey 分度

分度	分度标准
Ⅰ度	桡侧尺副韧带断裂（桡侧副韧带的其他部分可以完整，也可能断裂），造成肘关节后外侧旋转半脱位，但肘关节能自动复位
Ⅱ度	如果暴力继续传递，韧带关节囊的破裂继续向前方和后侧延续，肘关节处于不完全的后外侧脱位状态，肱骨滑车骑跨于冠突之上
Ⅲ度	ⅢA：几乎所有肘关节周围的软组织和韧带均撕裂，包括尺侧副韧带的后束，仅保留重要的尺侧副韧带前束，导致肘关节后脱位，尺侧副韧带成为肘关节的旋转支点
	ⅢB：内侧副韧带全部撕裂，因为所有的关节囊和韧带组织均已破裂，复位后体检可以发现严重的内外翻不稳和旋转不稳。这些病理情况都在尸体解剖中得到了证实

二、治疗原则

(一)保守治疗

新鲜肘关节脱位或合并骨折的脱位的主要治疗方法为手法复位,对某些陈旧性骨折,为期较短者亦可先试行手法复位。合并肱骨内上髁撕脱骨折的肘关节脱位,复位方法基本同单纯肘关节脱位,肘关节复位时,肱骨内上髁通常可得以复位。脱位超过3周者即定义为陈旧性脱位。肘关节陈旧性脱位的手法复位:臂丛麻醉下,做肘部轻柔的伸屈活动,使其粘连逐渐松解,将肘部缓慢伸展,在牵引力作用下逐渐屈肘,术者用双手拇指按压鹰嘴,并将肱骨下端向后推按,即可使之复位。经X线片证实已经复位后,用上肢石膏将肘关节固定于略<90°位,于3周左右拆除石膏进行功能锻炼。

(二)手术治疗

1. 适应证   ①复位失败者,或不适合闭合复位者;②肘关节脱位合并肱骨内上髁撕脱骨折;③陈旧性肘关节脱位,不宜实行闭合复位者;④某些习惯性肘关节脱位者。

2. 手术方式   ①克氏针固定,适用于简单的肘关节脱位;②肘关节成形术,多用于肘关节陈旧性脱位、软骨面已经破坏者,或肘部损伤后关节僵直者;③尺神经前置术,用于合并肘管综合征者;④人工肘关节置换术,适用于肘关节脱位合并严重骨折者。

(邓 杨 白 皓 孙瑞蔓)

第九节   尺骨近端骨折

一、分型

尺骨近端骨折主要包括尺骨鹰嘴骨折及尺骨冠突骨折2种。

(一)尺骨鹰嘴骨折

尺骨鹰嘴在肘关节处,尺骨近端后方位于皮下的突起为鹰嘴,与前方的尺骨冠突构成半月切迹,此切迹恰与肱骨滑车形成关节。肱尺关节只有屈伸活动,尺骨鹰嘴骨折是波及半月切迹的关节内骨折,较常见,多发生于成年人,占全身骨折的1.17%。尺骨鹰嘴骨折呈双峰分布,最常见于年轻患者(高能量创伤)和老年人群(骨质疏松群体),其中尺骨鹰嘴骨折约占上肢骨折的10%。

尺骨鹰嘴骨折常用分型为Schatzker分型(图1-9-1)。

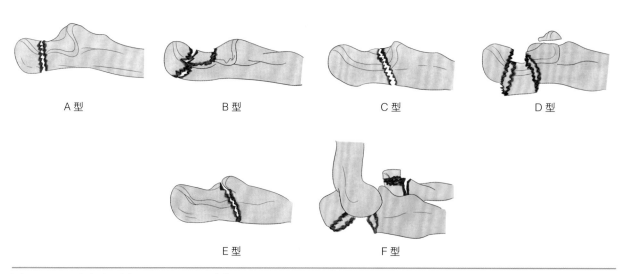

A型   B型   C型   D型

E型   F型

图1-9-1   尺骨鹰嘴骨折Schatzker分型总览

1. **A 型**　简单横形骨折。在尺骨鹰嘴尖部发生骨折,提示突然暴力使肱三头肌及肱肌牵拉导致的撕脱性骨折,直接暴力少见(图 1-9-2、3D 重建图 1-9-1)。

2. **B 型**　横形压缩骨折。由于直接暴力导致累及关节面的粉碎性压缩骨折(图 1-9-3、3D 重建图 1-9-2)。

3. **C 型**　斜形骨折。发生于肘关节过度伸直性外伤,骨折线可从鹰嘴窝的中点向远端延伸(图 1-9-4、3D 重建图 1-9-3)。

4. **D 型**　粉碎性骨折。高能量直接暴力损伤,如合并冠突骨折可导致肘关节不稳(图 1-9-5、3D 重建图 1-9-4)。

5. **E 型**　更远端骨折,关节外骨折:骨折线向冠突的远端延伸,导致肘关节不稳(图 1-9-6、3D 重建图 1-9-5)。

6. **F 型**　鹰嘴骨折伴肘关节脱位,常伴 Mason Ⅲ型桡骨头骨折,常由高能量外伤导致(图 1-9-7、3D 重建图 1-9-6)。

3D 重建图 1-9-1

3D 重建图 1-9-2

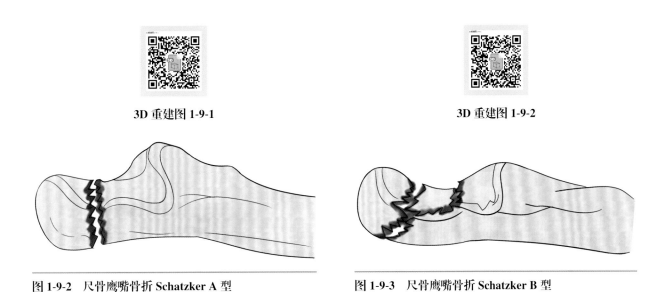

图 1-9-2　尺骨鹰嘴骨折 Schatzker A 型

图 1-9-3　尺骨鹰嘴骨折 Schatzker B 型

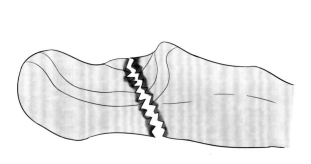

3D 重建图 1-9-3

3D 重建图 1-9-4

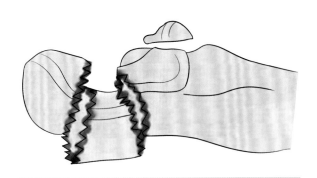

图 1-9-4　尺骨鹰嘴骨折 Schatzker C 型

图 1-9-5　尺骨鹰嘴骨折 Schatzker D 型

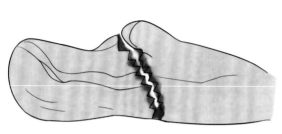

3D 重建图 1-9-5　　　　　　　　　　　　　　　　　　　**3D 重建图 1-9-6**

图 1-9-6　尺骨鹰嘴骨折 Schatzker E 型　　　　　**图 1-9-7　尺骨鹰嘴骨折 Schatzker F 型**

（二）尺骨冠突骨折

尺骨冠突是尺骨近端干骺端向前方的延伸部分,能够对作用于肘关节向后的应力起到静力性限制,是一个稳定肘关节的重要结构,与肘关节后方的尺骨鹰嘴一起构成尺骨滑车切迹。冠突的外侧部分是构成较小的 C 形切迹的一部分,这个切迹与桡骨头结合形成桡尺近侧关节。当肘关节屈曲至最大程度时,冠突与肱骨远端前方的冠突窝相接触。由于尺骨近端宽度明显小于桡骨远端宽度,因此冠突向内侧延伸从而增加尺骨近端宽度以与肱骨滑车相适应。这个由冠突延伸形成的所谓前内侧关节面,有约 60% 的面积无尺骨近端干骺部支撑,在受到创伤时容易发生骨折。

尺骨冠突骨折 Regan-Morrey 分型（图 1-9-8）。

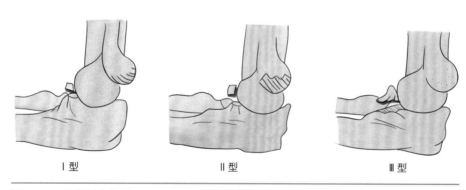

Ⅰ 型　　　　　　　　　Ⅱ 型　　　　　　　　　Ⅲ 型

图 1-9-8　尺骨冠突骨折 Regan-Morrey 分型总览

1. **Ⅰ型**　冠突尖部撕脱骨折（图 1-9-9、3D 重建图 1-9-7）。
2. **Ⅱ型**　累及少于 50% 冠突的骨折,可为单处或多处骨折（图 1-9-10、3D 重建图 1-9-8）。
3. **Ⅲ型**　累及 >50% 冠突的骨折。再分为两个亚型:A 型,没有肘关节脱位;B 型,合并肘关节脱位（图 1-9-11、3D 重建图 1-9-9）。

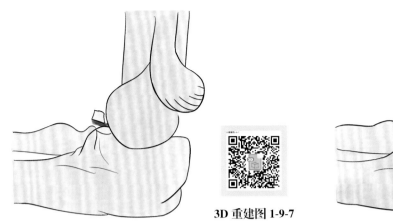

3D 重建图 1-9-7

图 1-9-9 尺骨冠突骨折 Regan-Morrey Ⅰ型

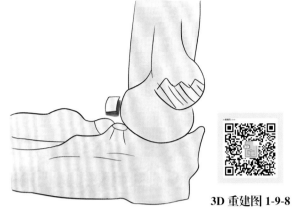

3D 重建图 1-9-8

图 1-9-10 尺骨冠突骨折 Regan-Morrey Ⅱ型

二、治疗原则

（一）尺骨鹰嘴骨折

1. 保守治疗 适用于无移位骨折，或对活动功能要求低的老年患者的有移位骨折。长臂管形石膏固定肘关节于 45°~90° 屈曲状态。对于依从性较好的患者，可用长臂背托石膏或支具固定，5~7 天后逐渐行远端关节运动锻炼并复查肘关节正侧位 X 线片，以除外骨折移位。一般情况下，伤后 3 周骨折基本稳定，可去除管形石膏，并进行有保护的关节功能锻炼，但应避免肘关节屈曲超过 90°。

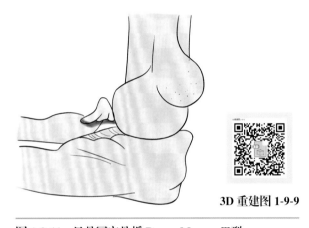

3D 重建图 1-9-9

图 1-9-11 尺骨冠突骨折 Regan-Morrey Ⅲ型

2. 手术治疗

（1）适应证：伸肘装置遭到破坏的骨折、有移位的骨折及关节面受损者。

（2）手术方式：髓内固定、张力带技术、钉板系统、尺骨鹰嘴切除术。①髓内固定：6.5mm 骨松质拉力螺钉固定。螺钉必须足够长，以便使远端髓腔充分受力，可与张力带技术合并使用。必须注意到尺骨干的弓形曲度，在进钉过程中避免骨折移位。②张力带技术：张力带技术合并使用 2 枚平行的克氏针，既可以克服骨折处的张应力，还可以将张应力转换为压应力，适用于撕脱性骨折。③钉板系统：用于粉碎性骨折，Monteggia 骨折，经鹰嘴的肘关节骨折、脱位，也可用于斜形骨折或合并冠突的骨折；前方固定和侧方固定无生物力学差异；侧方固定时偶有钢板压迫表皮的症状。④尺骨鹰嘴切除术：切除尺骨鹰嘴并重建肱三头肌肌腱，适用于骨折不愈合，严重粉碎性骨折，合并严重骨质疏松的老年患者或关节外骨折。禁忌用于肘关节骨折脱位或合并桡骨头骨折，因为会进一步损伤肘关节的稳定性。

（二）尺骨冠突骨折

1. 保守治疗 尺骨冠突骨折主要是由严重的高能量损伤所致，常合并有桡骨小头骨折、尺骨鹰嘴骨折、肘关节后脱位及尺侧副韧带和桡侧副韧带损伤，以年轻人居多。此类致伤机制复杂，多为较严重的骨、韧带复合性损伤，因此行非手术治疗的可能性相对较小。如果冠突骨折具备以下条件可采用非手术治疗，即肘关节屈伸活动时没有后脱位或半脱位，或内外翻不稳定的单纯稳定的Ⅰ型及Ⅱ型冠突骨折。如影像学检查满足以下条件也可采用非手术治疗：①肱尺、肱桡关节活动达到同心圆性中心复位；②肘关节伸直可达 30°，关节保留足够的稳定性，伤后固定 2~3 周可开始功能锻炼；③桡骨头骨折块无移位或相对较小（<25%），且不影响前臂的功能活动；④冠突骨折块相对较小。

2. 手术治疗

（1）手术方式

1）Ⅰ型骨折：切开关节囊取出突入关节间隙的游离骨块并缝合关节囊即可。

2）Ⅱ型骨折和Ⅲ型骨折：选用克氏针或拉力螺钉固定骨折块，同时探查尺侧副韧带前束，如断裂则直接修复缝合；若冠突内侧缘止点处无法缝合，可将韧带缝合后通过缝线经骨隧道固定于冠突内侧缘。手术摘除所有碎骨块后，取自体骨（一般为髂骨）重建冠突，重建后的冠突高度至少达到原冠突高度 1/2 以上，同时取自体掌长肌腱通过肱骨内髁及重建后冠突内侧缘骨隧道缝合固定，重建尺侧副韧带前束。

（2）手术入路的选择

1）肘前侧入路：适于粉碎性或非粉碎性的Ⅰ型和Ⅱ型骨折，尤其适于粉碎性骨折的固定。前侧入路可更清楚的显露骨折，行直视下复位、固定骨折。

2）肘内侧入路：适于骨折块较大、较完整的非粉碎性骨折的Ⅲ型骨折。对于骨折块过大的Ⅲ型骨折，因神经、血管原因及骨折线偏向尺骨背侧，建议使用肘内侧入路。单纯行冠突骨片摘除时，也可采用肘内侧入路。

3）肘外侧入路：适于尺骨冠突骨折合并桡骨头或桡骨颈骨折，需行内固定或桡骨头切除及冠突骨片摘除者。肘外侧入路不适于单纯冠突骨折复位内固定。

4）肘后侧入路：肘关节后侧入路解剖结构相对简单，可以直接充分显露冠突骨折，对肘关节组织干扰少，且可辅以肘后内、外侧切口同时完成多个固定，特别适合肘关节恐怖三联征和内翻后内侧旋转不稳定型的冠突骨折患者，这是目前比较流行的治疗冠突骨折的新方法。

（3）内固定选择：选择冠突骨折的内固定方式，需依据冠突的骨块大小、骨折形态、骨质质量及损伤模式综合选择相适应的冠突骨折内固定技术。目前主要的固定方法有钢丝固定、克氏针固定、拉力螺钉固定、微型钢板固定、锚钉固定和拉锁套线技术固定等。

（刘之川   张球俊   秦 威）

第十节   桡骨头骨折

一、分型

桡骨头骨折是由于桡骨头与肱骨小头发生碰撞，绝大多数是因为跌倒，暴力通过手传导至伸直的肘关节所致。其他为高能量损伤，主要是高处坠落或车祸伤。

该型骨折目前分型方法很多，绝大部分学者采用的是 Mason 分型（图 1-10-1），这种分型的优点在于其特别适用于桡骨头骨折的治疗。Mason（1954）回顾了 100 例患者的病历记录和 X 线检查，根据骨折大小及移位程度将桡骨头骨折分为 4 型。

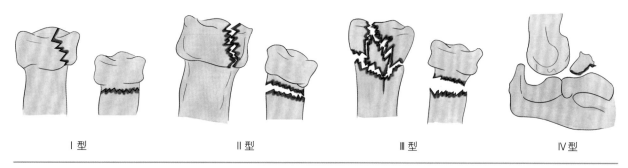

Ⅰ型   Ⅱ型   Ⅲ型   Ⅳ型

图 1-10-1   桡骨头骨折 Mason 分型总览

1. **Ⅰ型** 小的或边缘骨折,骨折无移位(图 1-10-2、3D 重建图 1-10-1)。

2. **Ⅱ型** 边缘骨折有分离移位(图 1-10-3、3D 重建图 1-10-2)。

3. **Ⅲ型** 粉碎性或明显移位的骨折,包括明显移位的桡骨颈骨折(图 1-10-4、3D 重建图 1-10-3)。

4. **Ⅳ型** 合并肘关节后脱位(johnston posterior dislocation of elbow joint,也称为约翰斯顿肘关节后脱位)(图 1-10-5、3D 重建图 1-10-4)。

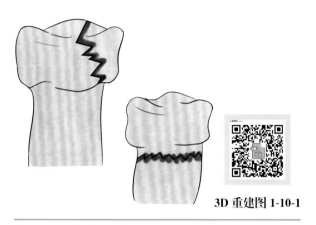

3D 重建图 1-10-1

图 1-10-2 桡骨头骨折 Mason Ⅰ型

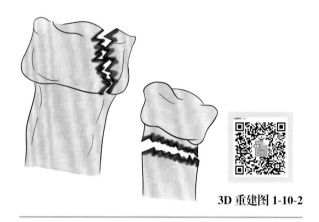

3D 重建图 1-10-2

图 1-10-3 桡骨头骨折 Mason Ⅱ型

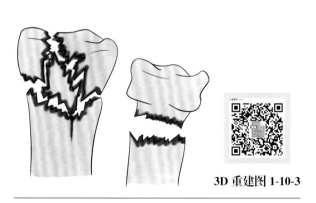

3D 重建图 1-10-3

图 1-10-4 桡骨头骨折 Mason Ⅲ型

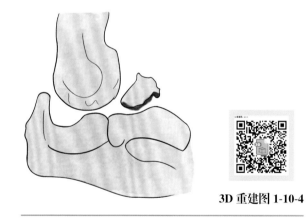

3D 重建图 1-10-4

图 1-10-5 桡骨头骨折 Mason Ⅳ型

二、治疗原则

(一) 保守治疗

1. **指征** ①无移位或单纯移位,但对桡尺近侧关节活动无阻挡的骨折;②骨折范围 <25%,塌陷 <2mm 的桡骨头可保守治疗;③骨折移位大,但对旋转功能无影响。

2. **方法** 在局部麻醉后采用手法复位,石膏托固定,三角巾悬吊于胸前即可。

(二) 手术治疗

1. **切开复位** 肘外侧皮肤切口,从肱骨外髁开始沿指伸肌后缘向下延长 4~5cm。将伸肌向前分离,肘后肌向后分离,即可显露肱桡关节囊及一部分旋后肌。应避免损伤桡神经深支,切开关节囊即可见骨折部,将骨折块复位,若不稳定,用一根克氏针固定,克氏针最好自远折端穿入至桡骨头关节面以下。分层缝合,术后用石膏托固定。

2. **钢针拨正法**　针对手法复位不成功者,让患者平卧,肘微屈或伸直,并在对抗牵引下使肘关节保持在内翻位,使肱桡关节间隙增宽,术者用不透钢针自肘外下方穿过皮肤,用针尖顶住骨折块,向内、向上撬起,并顶回原位。此时应检查两骨折块的外侧骨皮质是否恢复良好接触,以免发生再移位。

3. **桡骨头切除术**　只适用于成人粉碎性骨折、塌陷性骨折超过周径 1/3 者、嵌插性骨折关节面的倾斜度在 30° 以上者。一般主张在伤后 3 天内施行桡骨头切除术,术后用三角巾悬吊肘关节于功能位,2 周后即可开始活动。

4. **切开复位内固定**

(1) 适应证:包括移位的非粉碎性骨折,且对旋转有阻挡的病例。

(2) 手术方法:术中应保护骨折块的骨膜,以尽量保留其血供,避免骨折块游离于肘关节之外。用口腔科小刮匙或小克氏针辅助完成复位。塌陷的关节面骨折块必须复位,使桡骨头恢复成完整的平台。如果需要植骨,可从鹰嘴或肱骨外上髁取骨。骨折块的固定选用无头或埋头螺钉(1.5~2.5mm)。对于非粉碎性的桡骨颈骨折,除钢板内固定外,还可应用插花技术斜向钻孔置入空心加压螺钉。

5. **桡骨头置换适应证**　桡骨头粉碎移位的骨折、桡骨头切除、畸形愈合或不愈合导致的肘关节不稳等。关节骨折块必须确保彻底清除干净,并确定桡骨头假体理想的直径和长度。在 X 线透视下检查肘关节和前臂的活动度和稳定性,并检查下桡尺关节的稳定性和尺骨的变化。

(胡家朗　买自林)

第十一节　尺桡骨骨干骨折

一、分型

尺桡骨骨干骨折包括尺桡骨双骨折、盖氏骨折及蒙泰贾骨折(简称蒙氏骨折)。尺桡骨骨干骨折是较为常见的前臂骨折,占全身骨折的 10%~14%,青壮年多见,受伤的原因包括直接暴力和间接暴力。前臂的骨折因外伤或各种原因导致前臂尤其是掌侧屈肌间隙的压力升高,而后导致骨筋膜室内压力升高,神经缺血、缺氧引起骨筋膜隔室综合征,严重时可引起肌肉缺血坏死、缺血性肌挛缩,早期需要警惕,做到早发现、早治疗。

临床表现和 X 线检查可明确诊断,常规拍摄尺桡骨全长 X 线片,包含肘关节及腕关节,有时需要双侧对比,评估关节是否脱位;另外,合并关节面的骨折应行三维 CT 检查,进一步明确受伤情况。保守治疗的方式主要是手法复位和外固定,可在局部麻醉辅助下依据骨折的不同类型采用不同的手法,用石膏等外固定进行固定,复查 X 线确认复位情况;需要注意前臂的血供及肿胀情况,预防骨筋膜隔室综合征的发生;肿胀消退后及时调整石膏的外形及松紧度,避免骨折发生移位。依据解剖特点,骨干受旋前圆肌、旋后肌等影响,容易出现移位,故多采用手术治疗,尺桡骨之间的解剖关系对于腕关节和肘关节的活动至关重要,治疗的目标主要是恢复长度、力线和旋转;内固定的方法包括钢板内固定和髓内钉内固定,常见的是钢板内固定。

(一)尺桡骨骨干骨折 AO 分型

尺桡骨骨干骨折最常用的分型为 AO/OTA 分型(图 1-11-1),共 3 型,9 个亚型,其中 A 型为简单骨折,B 型为楔形骨折,C 型为复杂骨折。

基于解剖的 AO 分型如下。

1. **A 型**　简单骨折。

(1) A1 型:尺骨简单骨折,桡骨完整(图 1-11-2、3D 重建图 1-11-1)。

(2) A2 型:桡骨简单骨折,尺骨完整(图 1-11-3、3D 重建图 1-11-2)。

(3) A3 型:尺桡骨双骨简单骨折,可合并上、下尺桡关节的脱位(图 1-11-4、3D 重建图 1-11-3)。

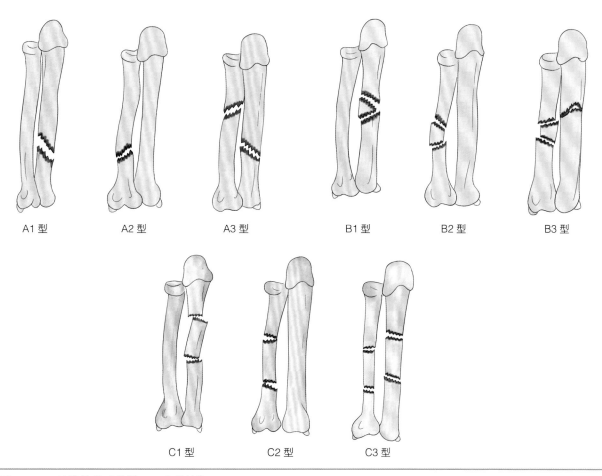

图 1-11-1　尺桡骨骨干骨折 AO 分型总览

2. B 型　楔形骨折。

（1）B1 型：尺骨楔形骨折，桡骨完整（图 1-11-5、3D 重建图 1-11-4）。

（2）B2 型：桡骨楔形骨折，尺骨完整（图 1-11-6、3D 重建图 1-11-5）。

（3）B3 型：尺桡骨其中一个为楔形骨折，另一个为简单或斜形骨折，同时可以合并桡骨头或下尺桡关节脱位（图 1-11-7、3D 重建图 1-11-6）。

3. C 型　复杂骨折。

（1）C1 型：尺骨复杂骨折，桡骨可完整（图 1-11-8、3D 重建图 1-11-7）。

（2）C2 型：桡骨复杂骨折，尺骨可完整（图 1-11-9、3D 重建图 1-11-8）。

（3）C3 型：尺桡骨复杂骨折（图 1-11-10、3D 重建图 1-11-9）。

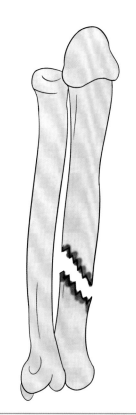

3D 重建图 1-11-1

图 1-11-2　尺桡骨骨干骨折 AO 分型 A1 型

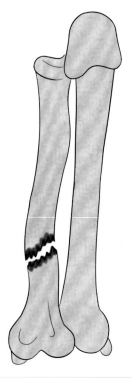

3D 重建图 1-11-2

图 1-11-3　尺桡骨骨干骨折 AO 分型 A2 型

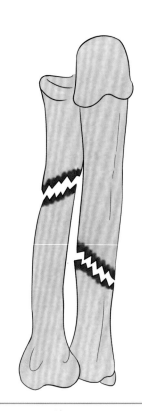

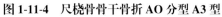

3D 重建图 1-11-3

图 1-11-4　尺桡骨骨干骨折 AO 分型 A3 型

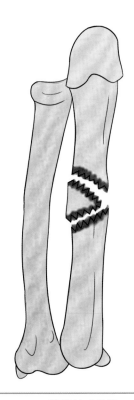

3D 重建图 1-11-4

图 1-11-5　尺桡骨骨干骨折 AO 分型 B1 型

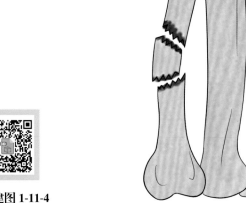

3D 重建图 1-11-5

图 1-11-6　尺桡骨骨干骨折 AO 分型 B2 型

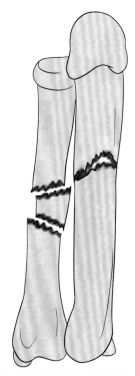

3D 重建图 1-11-6

图 1-11-7　尺桡骨骨干骨折 AO 分型 B3 型

3D 重建图 1-11-7

图 1-11-8　尺桡骨骨干骨折 AO 分型 C1 型

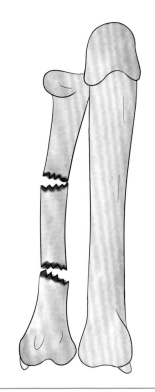

3D 重建图 1-11-8

图 1-11-9　尺桡骨骨干骨折 AO 分型 C2 型

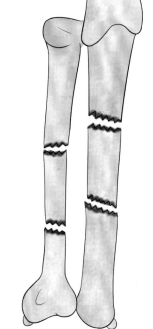

3D 重建图 1-11-9

图 1-11-10　尺桡骨骨干骨折 AO 分型 C3 型

(二) 蒙氏骨折

蒙泰贾骨折（Monteggia fracture，简称蒙氏骨折），是指伴有桡骨头脱位的尺骨近端 1/3 骨折。1967 年，Bado 根据桡骨头脱位的方向，对蒙氏骨折进行分型，将该类型的骨折分为 4 型（图 1-11-11）。

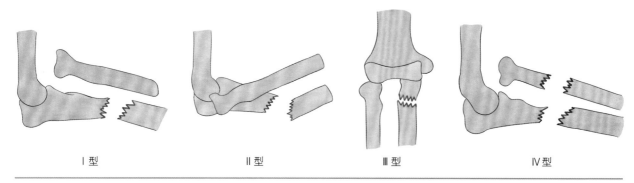

Ⅰ型　　　　　　　Ⅱ型　　　　　　　Ⅲ型　　　　　　　Ⅳ型

图 1-11-11　蒙氏骨折 Bado 分型

1. **Ⅰ型：前侧型或伸展型**　尺骨骨折向前成角，桡骨头向前脱位（图 1-11-12、3D 重建图 1-11-10）。
2. **Ⅱ型：后侧型或屈曲型**　尺骨骨折向后成角，桡骨头向后脱位（图 1-11-13、3D 重建图 1-11-11）。
3. **Ⅲ型：外侧型或内收型**　尺骨近干骺端骨折，桡骨头向外脱位（图 1-11-14、3D 重建图 1-11-12）。
4. **Ⅳ型：特殊型**　桡骨头向前脱位，尺桡骨近端双骨折（图 1-11-15、3D 重建图 1-11-13）。

3D 重建图 1-11-10

3D 重建图 1-11-11

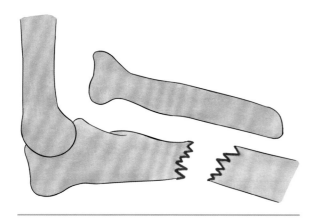

图 1-11-12　蒙氏骨折 Bado Ⅰ型

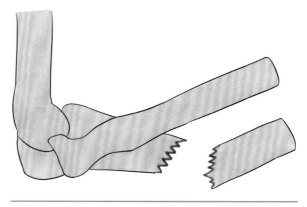

图 1-11-13　蒙氏骨折 Bado Ⅱ型

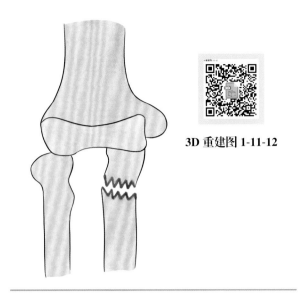

3D 重建图 1-11-12

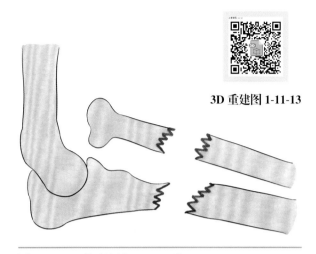

3D 重建图 1-11-13

图 1-11-14　蒙氏骨折 Bado Ⅲ型

图 1-11-15　蒙氏骨折 Bado Ⅳ型

（三）盖氏骨折

加莱亚齐骨折（Galeazzi fracture），简称盖氏骨折，是指桡骨中下 1/3 骨折合并下尺桡关节脱位，较为常见，发生率为蒙氏骨折的 6 倍，多见于成人。Retting 和 Raskin 从治疗的角度提出了 Retting-Raskin 分型，分为 2 型（图 1-11-16）。

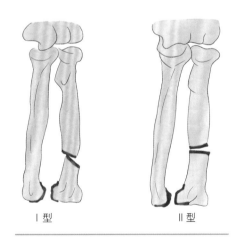

Ⅰ型　　　　Ⅱ型

图 1-11-16　盖氏骨折 Retting-Raskin 分型

1. **Ⅰ型**　骨折发生于桡骨远端中部关节面近端 7.5cm 以内，在手术固定骨折后，下尺桡关节多数仍有显著不稳定（图 1-11-17、3D 重建图 1-11-14）。

2. **Ⅱ型**　骨折发生于桡骨远端中部关节面近端 7.5cm 以上，骨折固定后，下尺桡关节多数是稳定的（图 1-11-18、3D 重建图 1-11-15）。

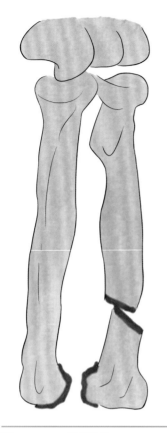

3D 重建图 1-11-14

图 1-11-17　盖氏骨折 Rettig-Raskin Ⅰ型

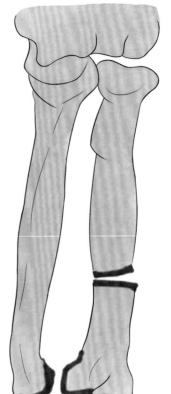

3D 重建图 1-11-15

图 1-11-18　盖氏骨折 Rettig-Raskin Ⅱ型

二、治疗原则

（一）尺桡骨骨干骨折

1. 保守治疗

（1）儿童青枝骨折：多有成角畸形，可在适当麻醉下，以轻柔手法牵引纠正，石膏固定 6~8 周，亦可用石膏楔形切开法纠正成角畸形。

（2）有移位骨折：先纵向牵引纠正重叠和成角畸形，并在持续牵引下使骨折断端完全对位。复位后用长臂石膏管型固定 8~12 周。

2. 手术治疗　适用于手法复位失败者或复位后固定困难者；上肢多处骨折，骨间膜破裂者；开放性骨折伤后时间不长、污染较轻者；骨不连或畸形愈合、功能受限者。

（1）时间：移位的成人尺桡骨骨折应尽早固定，最好在伤后 24~48 小时内。

（2）手术入路：对尺桡骨的中段和远段骨折，手术入路最好采用单独两个切口，在两个切口之间应保留足够宽的皮肤桥。对于桡骨远段 1/3 及中段 1/3 骨折，一般采用掌侧 Henry 切口。对于桡骨远段 1/3 骨折，将钢板放在掌侧。对于桡骨中段 1/3 骨折，将钢板放在桡侧。对于桡骨近段 1/3 骨折，一般行背外侧的 Thompson 切口。对于尺骨骨折，沿尺骨嵴做偏前或偏后切口，使皮肤切口在肌肉上方而不是直接在骨嵴上方，切口偏前或偏后取决于桡骨手术切口的位置，正确的切口应使尺桡骨切口之间的皮肤宽度最大。

（3）固定

1）钢板内固定：术中应行骨膜下切开显露骨折断端，最小程度地剥离骨膜。仅在骨折部位及放置钢板的位置做骨膜剥离。钢板的长度要根据钢板的宽度、骨折的形态及骨折碎块的数量来选择。放置钢板时，最好选较长的钢板，使接近骨折线的 1 个钉孔不拧入螺钉。对斜形骨折，要在另一个方向单独应用拉力螺钉或通过钢板应用折块间拉力螺钉。尽可能地将粉碎的骨折块保留并与主要骨折块间用拉力螺钉固定以达到折块间加压。如碎块太小，尽量保护其血供，不做特殊处理。对不稳定骨折，先用 1 枚螺钉将钢板与一端骨段固定,然后将骨折另一端与骨钢板复合体复位。

2）外固定架的应用:适用范围包括尺桡骨骨折合并严重的皮肤和软组织开放伤,合并骨缺损或骨折为粉碎性者需维持肢体长度,或合并软组织缺损的开放肘关节骨折脱位而内固定不能应用者,以及某些不稳定的桡骨远端关节内骨折和感染性不愈合者。

（4）注意事项:前臂双骨折术后要求只缝合皮肤及皮下而不要缝合深筋膜。前臂深筋膜很紧,如勉强缝合,水肿和出血会使前臂筋膜间室压力增加,可能引起缺血挛缩。如果患者不能很好的配合或没有获得牢固的内固定,则在加压包扎后,应用前臂 U 形石膏制动 10~12 天。

（二）蒙氏骨折

1. 保守治疗　过去治疗蒙氏骨折常采用闭合复位及石膏制动,但现在认为闭合复位仅对小儿患者疗效较好。成人蒙氏骨折的治疗仍存在争议,推荐对尺骨骨折行切开复位、加压钢板内固定及对桡骨头脱位进行闭合复位。

2. 手术治疗

（1）手术指征:①手法复位失败或复位后不稳定重新移位者;②尺骨多段骨折及桡骨小头骨折者;③尺骨开放性骨折需做清创者;④多发性骨折需要切开复位者;⑤伴有神经损伤者。⑥陈旧性损伤,肘关节伸缩功能受限及前臂旋转障碍者。

（2）手术方式:蒙氏骨折患者,首先复位尺骨骨折,通常采取钢板螺钉固定尺骨骨折,恢复尺骨长度后桡骨头自然复位,术后给予石膏保护。桡骨头复位后应行 X 线透视检查桡骨头的位置。经桡骨干、桡骨头画一直线,无论肘关节的位置如何,该线均应通过肱骨小头。应该在两个以上不同的角度进行透视,确定桡骨头已复位。少数患者尺骨复位后桡骨头没能复位,此时按 Kocher 入路（从肱骨外上髁后面开始,斜向远端延伸至尺骨鹰嘴以远 3cm,多用于单纯的桡骨头骨折）切开肘肌和尺侧腕屈肌间的筋膜,在直视下复位桡骨头,有时是由于桡骨头脱位后,环状韧带卡压造成,此时可先切断环状韧带,复位桡骨头后再行修复。

（3）钢板螺钉的使用原则:对于钢板螺钉的使用,前臂骨折不仅要承受轴向负荷,还要承受旋转负荷,因此尽量选用具有足够强度的内固定物,才能对抗轴向、旋转双重负荷。与髓内钉、外固定架及克氏针张力带等固定相比,钢板固定的抗旋转性能更强,因此前臂骨折多采用钢板固定,即使是非常靠近近端的蒙氏骨折,也应采取钢板螺钉固定,而非克氏针张力带固定。对于横形骨折、短斜形骨折,应加压固定。对于蝶形骨折片,可用拉力螺钉将其转化为简单骨折后再加压固定。对于多段、粉碎性骨折,可采取桥接固定,此时钢板长度非常重要,必须保证有足够的工作距离;必须保证骨折近端、远端至少固定 6 层皮质。对于多段骨折或累及范围较大的粉碎性骨折,使用较长的钢板时,应特别注意钢板的预弯,因此而造成的畸形愈合会改变桡骨弓的形态,最终将影响前臂的旋转功能。手术时应进行前后位 X 线透视,测量最大桡骨弧度和最大桡骨弧度顶点值,以判断桡骨解剖复位的情况。同时,应避免术后上、下尺桡关节不稳:注意观察上、下尺桡关节的解剖结构和稳定性,避免漏诊。完成骨折复位和固定后,应再次检查上、下尺桡关节的稳定性。如果发现上、下尺桡关节存在不稳,则采取相应的手术方法修复或辅助固定。

（三）盖氏骨折

1. 保守治疗　盖氏骨折治疗一般选择手法复位,主要是拔伸牵引、挤压下尺桡关节、纠正前后移位、复位骨折断端。患者取平卧或端坐位,肩外展、屈肘、前臂中立位略旋后位牵引。矫正重叠移位,术者用分骨手法纠正桡骨远折端尺侧移位。用提、按、折、顶手法纠正掌背侧移位。复位后,于断端掌背侧加分骨垫,在尺骨小头尺侧、桡骨茎突桡侧,放置弧形合骨垫,衬棉垫后,前臂用 4 块夹板固定,桡侧板超过腕关节。

2. 手术治疗　手术采用 Henry 切口,使用足够长度和强度的钢板固定桡骨骨折,钢板置于桡骨掌面。术后应以短臂石膏前后托或 U 形石膏固定前臂及腕于中立位 3~4 周,以便下尺桡关节周围损伤的组织愈合,避免晚期下尺桡关节不稳定。在石膏去除后,患者应积极进行功能锻炼。复位不良引起桡骨内骨折合并功能较差及陈旧性病例者可酌情行尺骨小头切除术或植骨融合术等进行补救。

（吕　晶　刘蓬然）

第十二节　桡骨远端骨折

一、分型

1951 年,Werely 教授首次发表了关于桡骨远端骨折分型的研究,依据骨折是否累及关节面、干骺端是否骨折及是否存在成角畸形分为 3 种类型;1965 年,Older 教授对桡骨远端关节外骨折也提出了一种分型;1967 年,Frykman 依据尺桡骨骨折是否累及桡腕关节、桡尺关节及尺骨茎突是否骨折一共分为 8 型;1986年,Melone 提出内侧复合体是桡腕关节及下尺桡关节稳定的关键因素,并基于此提出了一种分型,一共分为 4 型;1987 年,Fernandez 基于受伤机制将桡骨远端骨折分为弯曲、剪切、压缩、外翻及混合等 5 型;同在 1987 年,Müller 及其团队提出了 AO 分类系统,对桡骨远端进行了详细的描述,即当前使用最普遍的基于解剖的改良 AO 分型标准,共 3 型,9 个亚型,27 个亚组(图 1-12-1)。A 型:关节外骨折;B 型:部分关节内骨折;C 型:完全关节内骨折;桡骨远端骨折可表现为"银叉畸形"和"枪刺刀畸形";部分骨折患者可因骨折移位导致腕管内压力增高,表现为正中神经受压症状。CT 检查可以显示 X 线片上难以显示的中央压缩骨块。

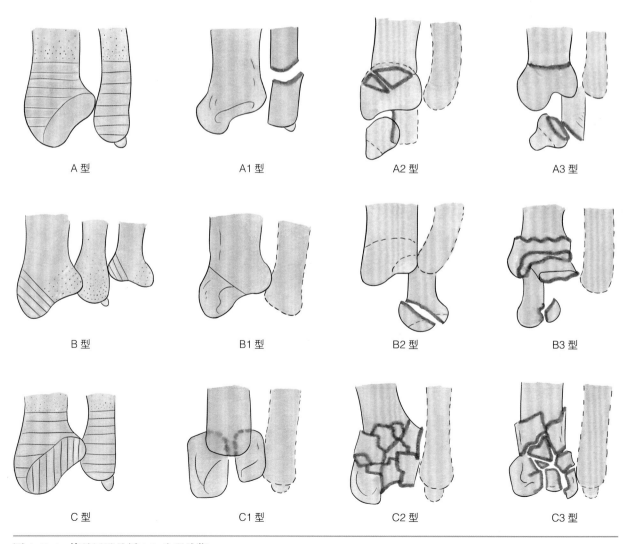

A 型　　　　A1 型　　　　A2 型　　　　A3 型

B 型　　　　B1 型　　　　B2 型　　　　B3 型

C 型　　　　C1 型　　　　C2 型　　　　C3 型

图 1-12-1　桡骨远端骨折 AO 分型总览

（一）A 型——关节外骨折（图 1-12-2）

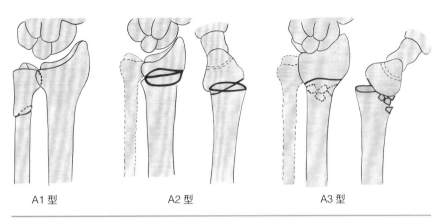

图 1-12-2　桡骨远端骨折 AO 分型 A 型

1. A1 型　尺骨关节外骨折,桡骨完整(图 1-12-3、3D 重建图 1-12-1)。分为:A1.1 型(尺骨茎突骨折)、A1.2 型(尺骨干骺端简单骨折)和 A1.3 型(尺骨干骺端粉碎性骨折)。

2. A2 型　桡骨关节外骨折,简单骨折或嵌插骨折(图 1-12-4、3D 重建图 1-12-2)。分为 A2.1 型(桡骨横形骨折,无倾斜移位)、A2.2 型(骨折向背侧倾斜移位,Colles 骨折)和 A2.3 型(骨折向掌侧倾斜移位,Smith 骨折)。

3. A3 型　桡骨关节外的粉碎性骨折(图 1-12-5、3D 重建图 1-12-3)。

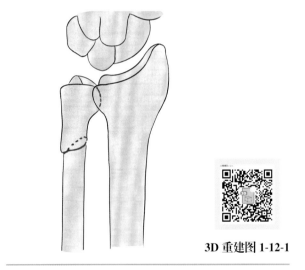

3D 重建图 1-12-1

图 1-12-3　桡骨远端骨折 AO 分型 A1 型

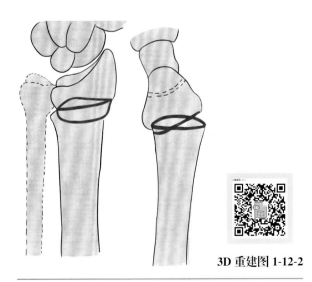

3D 重建图 1-12-2

图 1-12-4　桡骨远端骨折 AO 分型 A2 型

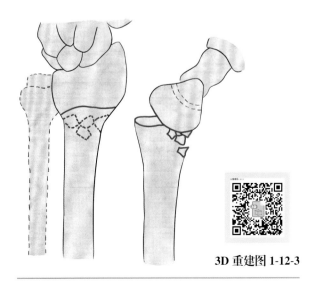

3D 重建图 1-12-3

图 1-12-5　桡骨远端骨折 AO 分型 A3 型

（二）B 型——部分关节内骨折（图 1-12-6）

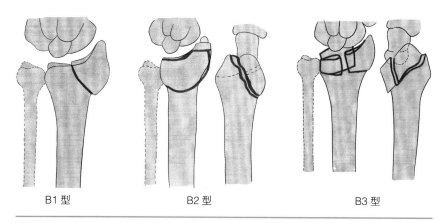

B1 型　　　　　　　　B2 型　　　　　　　　B3 型

图 1-12-6　桡骨远端骨折 AO 分型 B 型

1. **B1 型**　桡骨矢状面骨折（图 1-12-7、3D 重建图 1-12-4）。

2. **B2 型**　桡骨远端背侧面部分关节内骨折，也称作 Barton 骨折，伴下尺桡关节脱位，茎突骨折或简单尺骨颈骨折或尺骨颈粉碎性骨折、尺骨头骨折、尺骨头颈部骨折、尺骨近颈部骨折（图 1-12-8、3D 重建图 1-12-5）。

3. **B3 型**　桡骨远端掌侧缘部分关节内骨折，亦称作反 Barton 骨折或 Goyrand Smith 2 型骨折，伴下尺桡关节脱位，茎突骨折或简单尺骨颈骨折或尺骨颈粉碎性骨折、尺骨头骨折、尺骨头颈部骨折、尺骨近颈部骨折（图 1-12-9、3D 重建图 1-12-6）。

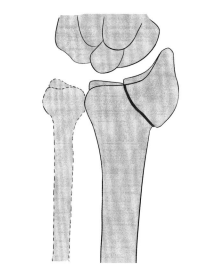

3D 重建图 1-12-4

图 1-12-7　桡骨远端骨折 AO 分型 B1 型

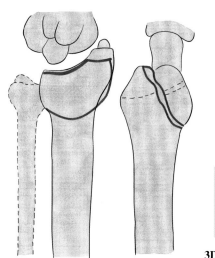

3D 重建图 1-12-5

图 1-12-8　桡骨远端骨折 AO 分型 B2 型

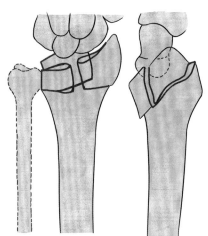

3D 重建图 1-12-6

图 1-12-9　桡骨远端骨折 AO 分型 B3 型

（三）C 型——完全关节内骨折（图 1-12-10）

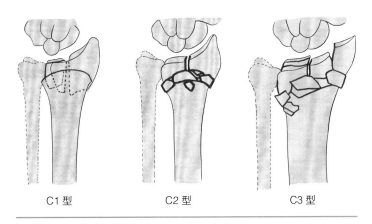

C1 型　　　　　C2 型　　　　　C3 型

图 1-12-10　桡骨远端骨折 AO 分型 C 型

1. **C1 型**　桡骨简单关节内骨折及干骺端简单骨折，伴下尺桡关节脱位，茎突骨折或简单尺骨颈骨折、尺骨颈粉碎性骨折、尺骨头骨折、尺骨头颈部骨折、尺骨近颈部骨折（图 1-12-11、3D 重建图 1-12-7）。

2. **C2 型**　桡骨简单关节内骨折及干骺端粉碎性骨折，伴有下尺桡关节脱位，茎突骨折或简单尺骨颈骨折、尺骨粉碎性骨折、尺骨头颈部骨折、尺骨近颈部骨折（图 1-12-12、3D 重建图 1-12-8）。

3. **C3 型**　桡骨关节内粉碎性骨折，伴下尺桡关节脱位，茎突骨折或简单尺骨颈骨折、尺骨颈粉碎性骨折、尺骨头骨折、尺骨头颈部骨折、尺骨近颈部骨折（图 1-12-13、3D 重建图 1-12-9）。

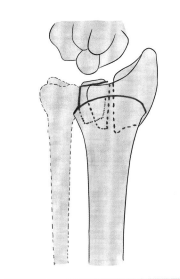

3D 重建图 1-12-7

图 1-12-11　桡骨远端骨折 AO 分型 C1 型

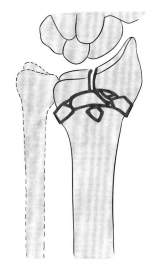

3D 重建图 1-12-8

图 1-12-12　桡骨远端骨折 AO 分型 C2 型

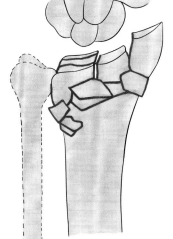

3D 重建图 1-12-9

图 1-12-13　桡骨远端骨折 AO 分型 C3 型

二、治疗原则

桡骨远端骨折的治疗原则为使桡腕关节达到解剖复位、恢复腕关节面的平整、保证骨折断端的稳定性并能进行早期功能锻炼。桡骨远端骨折的治疗包括保守治疗及手术治疗。

（一）保守治疗

先行骨折牵引，以解除骨折断端的嵌插；根据骨折类型，用手法进行整复；整复结束后进行骨折固定，并调整松紧；在手法整复的基础上采用小夹板及石膏等维持手法整复后骨折断端的位置，从而使骨折愈合。主要用于无明显移位的稳定骨折，或对功能要求不高及不耐受手术的患者。

（二）手术治疗

美国矫形外科学会（American Academy of Orthopedic Surgeons，AAOS）发布的《桡骨远端骨折治疗临床指南》认为，桡骨远端骨折的手术适应证为：①手法复位后桡骨短缩 >3mm；②关节面向背侧倾斜 >10°；③关节内骨折明显移位 >2mm。可采用经皮穿针复位内固定、外固定支架固定、切开复位钢板内固定、髓内钉内固定、内外联合等治疗方法。

1. **经皮穿针复位内固定**　经皮穿针复位内固定主要适用于不稳定的关节外骨折和简单的关节内骨折。该技术既可单独应用固定简单骨折块，又可与石膏、外固定架或各种内固定物联合应用固定较为复杂的不稳定骨折。经皮穿针复位内固定的优点是操作简单、创伤小、取出容易、较少影响周围软组织功能；缺点是并发症较多，如针道感染、桡神经炎、克氏针脱出、骨折复位丢失和骨折畸形愈合等。

2. **外固定架技术**　外固定架治疗桡骨远端骨折具有微创切口小、操作简单、能维持较复杂骨折的复位、并发症较少、费用相对低等优点。外固定架可单独应用，也可与克氏针等其他固定方法联合使用。外固定架结合有限内固定主要适用于桡骨远端粉碎性骨折，尤其是 AO 分型中的 C 型骨折，其可增加有限内固定，可明显提高骨折复位的稳定性且疗效满意。常用的外固定架可分为桥接和非桥接两种。桥接外固定架，即跨腕关节固定，适用于伴桡腕或桡尺关节损伤的关节内骨折；非桥接外固定架，即不跨腕关节固定，适用于关节外骨折和少数无移位的关节内骨折，但骨折远端需保留一定空间放置螺纹针。

3. **切开复位内固定**　①掌侧钢板：掌侧钢板术后并发症相对较少，在桡骨远端骨折的手术治疗中应用较广。无论是桡骨远端关节内骨折还是关节外骨折，骨折断端向背侧移位还是向掌侧移位，均能应用掌侧钢板治疗。掌侧钢板可分为掌侧普通钢板和掌侧锁定钢板。掌侧普通钢板可用于治疗 Colles 骨折、Smith 骨折及掌侧 Barton 骨折等。掌侧锁定钢板除可用于治疗一般骨折外，更主要的是可用于治疗骨质疏松性骨折和粉碎性骨折。②背侧钢板：背侧钢板主要适用于治疗背侧移位的桡骨远端骨折，理论上术后可以达到理想的复位及固定效果，但因腕部背侧软组织较少而使钢板与肌腱直接接触，术后当手腕活动时，伸肌腱则在钢板上滑动，从而引起肌腱磨损，导致肌腱炎。③掌、背侧联合钢板：掌、背侧联合钢板固定用于治疗同时向掌侧和背侧劈裂的复杂桡骨远端骨折，临床较少使用。④牵引钢板固定。⑤骨块特异性切开复位和针板固定。

4. **小切口微创治疗**　该方法主要适用于相对稳定的桡骨远端骨折，其手术适应证为 AO 分型中的 A2 型、A3 型的关节外骨折，以及 C1 型、C2 型关节内骨折。但是对于合并关节内骨块塌陷的 C1 型和 C2 型骨折，该方法不适合使用。对于 B 型骨折也不适合使用该方法。

5. **关节镜治疗**　近年来，随着关节镜技术的不断发展，腕关节镜已经广泛用于腕部韧带修复、三角纤维软骨复合体（triangular fibro-cartilage complex，TFCC）损伤诊治、滑膜皱襞切除、直接或间接辅助下治疗腕骨骨折及桡骨远端关节内骨折等腕关节各种病变的治疗。

6. **腕关节置换术**　全腕关节置换术仍然是一个有争议的治疗桡骨远端骨折的方法。虽然早期采用各种类型的置入物，但其临床疗效并不令人满意，在经历了几代人工腕关节假体的发展后，目前人工腕关节置换术已经取得了较好的临床效果。

（但　洋　徐　松）

参 考 文 献

［1］　陈孝平,汪建平,赵继宗.外科学［M］.9版.北京:人民卫生出版社,2018:629-643.

［2］　裴福兴,陈安民.骨科学［M］.北京:人民卫生出版社,2016:198-237.

［3］　胥少汀,葛宝丰,卢士壁.实用骨科学［M］.4版.郑州:河南科学技术出版社,2018:519-588.

［4］　梁碧玲.骨与关节疾病影像诊断学［M］.北京:人民卫生出版社,2016:601-624.

［5］　BAHK M S,KUHN J E,GALATZ L M,et al. Acromioclavicular and sternoclavicular injuries and clavicular,glenoid,and scapular fractures［J］. J Bone Joint Surg Am,2009,91(10):2492-2510.

［6］　PALVANEN M,KANNUS P,NIEMI S,et al. Update in the epidemiology of proximal humeral fractures［J］. Clin Orthop Relat Res,2006,442:87-92.

［7］　OH J H,KIM S H,LEE J H,et al. Treatment of distal clavicle fracture:a systematic review of treatment modalities in 425 fractures［J］. Arch Orthop Trauma Surg,2011,131(4):525-533.

［8］　MEINBERG E G,AGEL J,ROBERTS C S,et al. Fracture and Dislocation Classification Compendium-2018［J］. J Orthop Trauma,2018,32(Suppl 1):S1-S170.

［9］　DOORNBERG J,LINDENHOVIUS A,KLOEN P,et al. Two and three-dimensional computed tomography for the classification and management of distal humeral fractures. Evaluation of reliability and diagnostic accuracy［J］. J Bone Joint Surg Am,2006,88(8):1795-1801.

［10］　DUCKWORTH A D,MCQUEEN M M,RING D. Fractures of the radial head［J］. Bone Joint J,2013,95-B(2):151-159.

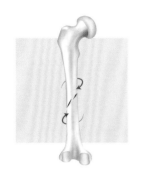

第二章

下肢骨折与脱位

第一节　髋关节脱位

　　髋关节是人体重要的负重关节,也是人体活动范围最大的关节之一,是由股骨头与髋臼组成的典型杵臼关节,髋臼周围由纤维软骨构成的髋臼盂唇可以增加髋关节的深度和包容性。在正常情况下,股骨头关节面占股骨头的2/3,在髋臼盂唇的加强下,几乎全部股骨头都包纳在髋臼内。髋关节关节囊强大坚韧,具有较强的稳固性以适应负重和活动功能而不发生脱位,因此单纯髋关节脱位相对比较少见,往往是脱位合并股骨头骨折或脱位合并髋臼骨折。

　　由于髋臼周围骨性结构的支撑作用,加之髋关节内在稳定性强大,往往高能量的暴力才会造成髋关节脱位,此类损伤往往伴有骨盆骨折或其他脏器损伤,可导致出血和休克,伴随的股骨头骨折或髋臼骨折移位可能会造成神经损伤。因为这些创伤属于骨科急诊诊疗范畴,髋关节脱位应该尽可能早期复位,不同类型髋关节脱位的复位和治疗方法不同,因此有必要弄清楚髋关节脱位的分型,用于指导临床治疗。

　　根据髋关节脱出髋臼后的相对位置分为前脱位、后脱位或中心脱位,其中单纯中心脱位极其少见。其中,股骨头脱位超过 Nelaton 线被定义为后脱位,位于其前者被定义为前脱位,扭转、杠杆或传导暴力均可引起髋关节向前和向后脱位;而传导暴力使股骨头撞击髋臼底部,髋关节向骨盆内脱出则属于中心脱位。

一、分型

（一）髋关节后脱位分型

Thompson 和 Epstein 按髋关节后脱位合并骨折的程度将髋关节后脱位分为 5 型(图 2-1-1)。Thompson-Epstein 分型缺少髋关节后脱位合并股骨颈骨折类型。

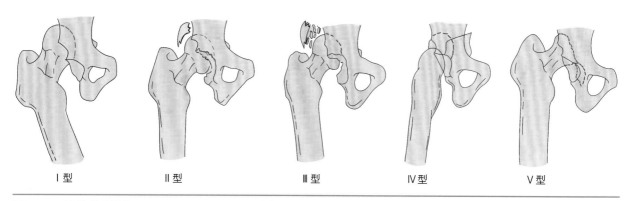

Ⅰ型　　　　　　Ⅱ型　　　　　　Ⅲ型　　　　　　Ⅳ型　　　　　　Ⅴ型

图 2-1-1　髋关节后脱位 Thompson-Epstein 分型总览

1. **Ⅰ型**　单纯脱位或伴有髋臼后壁小骨折片（图 2-1-2、3D 重建图 2-1-1）。

2. **Ⅱ型**　股骨头脱位伴有髋臼后壁大的骨折片（图 2-1-3、3D 重建图 2-1-2）。

3. **Ⅲ型**　股骨头脱位伴有髋臼后壁粉碎性骨折（图 2-1-4、3D 重建图 2-1-3）。

4. **Ⅳ型**　股骨头脱位伴有髋臼后壁和髋臼顶骨折（图 2-1-5、3D 重建图 2-1-4）。

5. **Ⅴ型**　股骨头脱位伴有股骨头骨折（图 2-1-6、3D 重建图 2-1-5）。

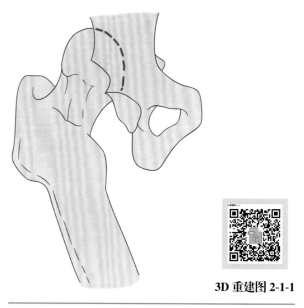

3D 重建图 2-1-1

图 2-1-2　髋关节后脱位 Thompson-Epstein Ⅰ型

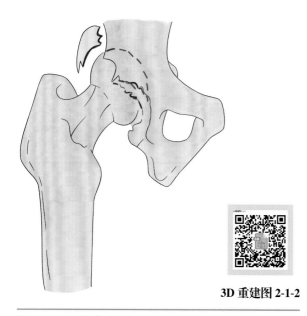

3D 重建图 2-1-2

图 2-1-3　髋关节后脱位 Thompson-Epstein Ⅱ型

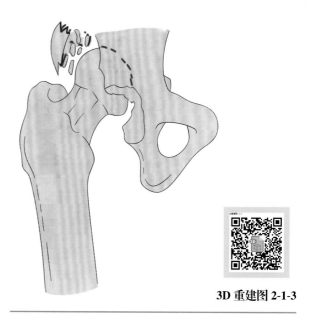

3D 重建图 2-1-3

图 2-1-4　髋关节后脱位 Thompson-Epstein Ⅲ型

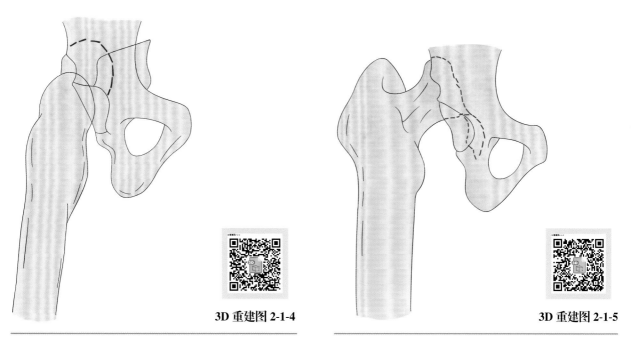

3D 重建图 2-1-4

图 2-1-5 髋关节后脱位 Thompson-Epstein Ⅳ型

3D 重建图 2-1-5

图 2-1-6 髋关节后脱位 Thompson-Epstein Ⅴ型

（二）髋关节前脱位分型

髋关节前脱位相对较少见，一般发生于髋关节外展外旋时，损伤时髋关节的屈曲程度决定了股骨头的最终位置。

Epstein 分型根据股骨头脱位后的位置分为前上（耻骨位或棘下位）脱位和前下（闭孔位及会阴位）脱位（图 2-1-7）。

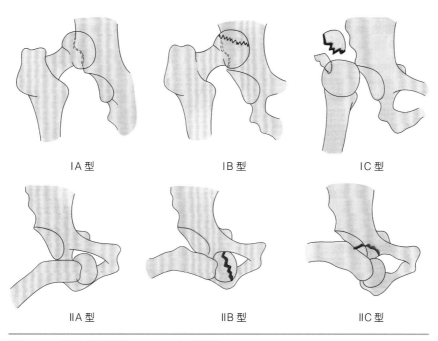

ⅠA 型　　　　　ⅠB 型　　　　　ⅠC 型

ⅡA 型　　　　　ⅡB 型　　　　　ⅡC 型

图 2-1-7 髋关节前脱位 Epstein 分型总览

1. **Ⅰ型**   前上脱位,包括耻骨位和棘下位。

(1) ⅠA 型:不伴骨折(图 2-1-8、3D 重建图 2-1-6)。

(2) ⅠB 型:伴股骨头骨折或股骨头压缩骨折(图 2-1-9、3D 重建图 2-1-7)。

(3) ⅠC 型:伴有髋臼骨折(图 2-1-10、3D 重建图 2-1-8)。

2. **Ⅱ型:前下脱位,包括闭孔位及会阴位。**

(1) ⅡA 型:不伴骨折(图 2-1-11、3D 重建图 2-1-9)。

(2) ⅡB 型:伴股骨头 / 颈骨折或股骨头压缩骨折(图 2-1-12、3D 重建图 2-1-10)。

(3) ⅡC 型:伴有髋臼骨折(图 2-1-13、3D 重建图 2-1-11)。

(三) 髋关节中心脱位分型

Carnesale 根据髋臼的分离和移位程度将髋关节中心脱位分为 3 型。

1. **Ⅰ型**   中心脱位,但未影响髋臼负重的穹窿部。

2. **Ⅱ型**   中心脱位伴骨折,影响负重的穹窿部。

3. **Ⅲ型**   髋臼有分离伴髋关节向后脱位。

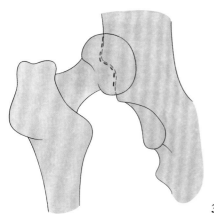

3D 重建图 2-1-6

图 2-1-8   髋关节前上脱位 Epstein ⅠA 型

3D 重建图 2-1-7

图 2-1-9   髋关节前上脱位 Epstein ⅠB 型

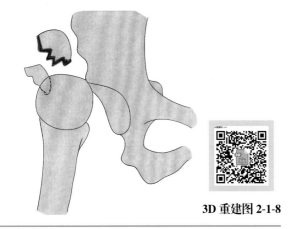
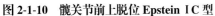

3D 重建图 2-1-8

图 2-1-10   髋关节前上脱位 Epstein ⅠC 型

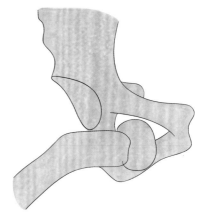

3D 重建图 2-1-9

图 2-1-11   髋关节前下脱位 Epstein ⅡA 型

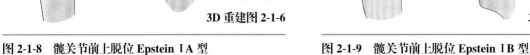

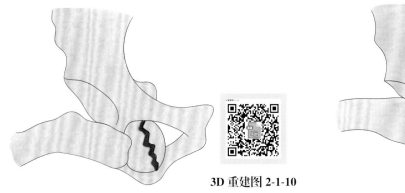

3D 重建图 2-1-10

图 2-1-12　髋关节前下脱位 Epstein ⅡB 型

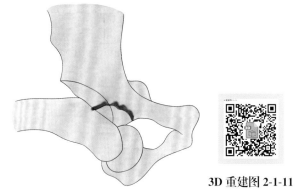

3D 重建图 2-1-11

图 2-1-13　髋关节前下脱位 Epstein ⅡC 型

二、治疗原则

（一）髋关节后脱位的治疗原则

1. Ⅰ型的治疗　对髋关节脱位进行复位时需肌肉松弛,必须在全身麻醉或椎管内麻醉下行手法复位。复位宜早,脱位最初的 24~48 小时是复位的黄金时期,应尽可能在 24 小时内复位完毕,48 小时后再行复位十分困难,并发症增多,关节功能亦明显减退。常用的复位方法为 Allis 法,即提拉法。

固定、功能锻炼:复位后用绷带将双踝暂时捆在一起,于髋关节伸直位下将患者搬运至床上,患肢做皮肤牵引或穿丁字鞋 2~3 周,不必做石膏固定。卧床期间做股四头肌收缩动作。2~3 周后开始活动关节。4 周后扶双拐下地活动。3 个月后可完全承重。

2. Ⅱ~Ⅴ型的治疗　对这些复杂性后脱位病例,目前在治疗方面还有争论,但考虑到合并有关节内骨折,日后产生创伤性骨关节炎的概率明显增加,因此主张早期行切开复位与内固定。

（二）髋关节前脱位的治疗原则

髋关节前脱位的治疗原则是复位、固定、早期功能锻炼。

1. 保守治疗　手法复位适用于轻度股骨头内移,髋臼部位轻度骨折可不必复位,需卧床休息 10~12 周,做短期皮肤牵引以缓解症状。股骨头内移比较明显的,需用骨牵引复位。股骨髁上牵引如果效果不好,最好在大粗隆下方钻入粗大螺钉经股骨颈至股骨头内,做侧方牵引。床旁拍摄 X 线片核实复位情况,一般牵引 4~6 周,3 个月后方能负重。

2. 手术治疗　适用于手法复位无效者、髋臼复位不良者、股骨头不能复位者、同侧有股骨骨折者。前脱位可通过 Watson-Jones 切口或 Hardinge 直接外侧入路进行切开复位,术后制动 4 周,借助拐杖部分负重 6~8 周。

（三）髋关节中心脱位的治疗原则

髋关节中心脱位可以有低血容量性休克及合并腹部内脏损伤,必须及时处理。

Ⅰ型脱位股骨头轻度内移者,可不必复位,仅做短期皮肤牵引。股骨头内移较明显的,需用股骨髁上骨牵引,但常难奏效,最好做大转子侧方牵引。床旁摄 X 线片核实复位情况,一般牵引 4~6 周,3 个月后方能负重。髋臼骨折复位不良者、股骨头不能复位者,以及同侧有股骨骨折者都需要切开复位,用螺丝钉或解剖钢板做内固定。

Ⅱ~Ⅲ型脱位,髋臼损伤明显,治疗比较困难。一般主张做切开复位内固定。髋臼损毁严重的Ⅲ型髋关节中心脱位往往会发生创伤性骨关节炎,必要时可施行关节融合术或全髋关节置换术。

（四）髋关节外侧脱位的治疗原则

主要采用手术治疗,腹部脏器损伤应及早治疗,予以相应处理;合并骨盆、股骨骨折时应针对骨盆骨折的情况予以相应治疗。

（郜　勇　谢　毅）

第二节 股骨头骨折

股骨头骨折在四肢骨折中发生率较低,多为高能量损伤的间接暴力所致,如车祸、塌方、高处坠落伤等。单纯股骨头骨折较少,往往合并创伤性髋关节脱位或骨折脱位。因此股骨头骨折通常只是髋关节严重复合损伤的一部分,常合并多发损伤,特别是下肢损伤,必须仔细查体排除或明确其他部位是否有合并损伤,如血管、神经损伤等情况。由于股骨头骨折多合并髋关节脱位,所以临床表现多为髋关节脱位的下肢畸形表现,即下肢屈曲、内收内旋(后脱位)、外展外旋(前脱位)、短缩畸形,弹性固定。髋部骨折脱位患者必须拍摄骨盆前后位X线片并仔细阅片以明确有无股骨头骨折,但由于髋关节周围组织丰厚,在普通X线片上容易出现伪影或骨折块重叠导致误诊或漏诊。CT三维重建可以清楚的显示骨折部位、移位情况及骨折块的大小、数量和位置。两者相结合可以明显提高诊断率,分别对骨折从整体和局部进行更好的观察,评判骨折对关节功能的影响,为临床治疗方法的选择提供依据。

一、分型

股骨头骨折的分型较多,最常见的是Pipkin分型。由于单纯股骨头骨折少见,多同时伴有髋关节脱位。在髋关节脱位中,髋关节前脱位比较少见,据统计只占髋关节脱位的5%~10%,同时伴有股骨头骨折的发生率更低,而髋关节后脱位最常见,占85%~90%。因此临床上最常见的是股骨头骨折伴髋关节后脱位,所以Pipkin于1957年在既往髋关节脱位和股骨头骨折分型的基础上将股骨头骨折合并髋关节后脱位进一步分型。该分型仅讨论了伴有髋关节后脱位的股骨头骨折,结合髋关节的局部解剖特点及受伤机制,将髋臼、股骨头和股骨颈作为一个整体,考虑三者在受伤过程中的相互作用,更有利于指导临床治疗而被大多数学者所接受,所以股骨头骨折也称为Pipkin骨折(图2-2-1)。

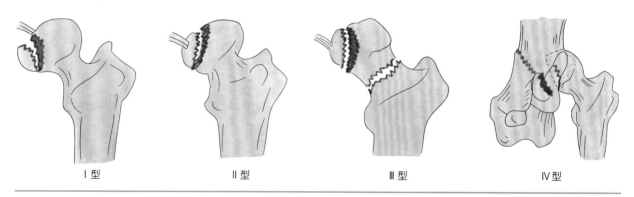

I 型　　　　　　　　　II 型　　　　　　　　　III 型　　　　　　　　　IV 型

图2-2-1　Pipkin骨折分型总览

Pipkin分型将股骨头骨折分为4型。
1. **I型**　股骨头骨折伴后脱位,骨折部位于中央凹的远端(图2-2-2、3D重建图2-2-1)。
2. **II型**　股骨头骨折伴后脱位,骨折部位于中央凹的近端(图2-2-3、3D重建图2-2-2)。
3. **III型**　I型或II型损伤伴股骨颈骨折(图2-2-4、3D重建图2-2-3)。
4. **IV型**　I型或II型损伤伴髋臼边缘骨折(多为后壁骨折)(图2-2-5、3D重建图2-2-4)。

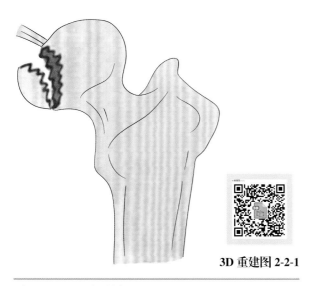

3D 重建图 2-2-1

图 2-2-2　股骨头骨折 Pipkin Ⅰ型

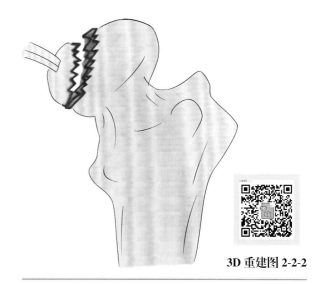

3D 重建图 2-2-2

图 2-2-3　股骨头骨折 Pipkin Ⅱ型

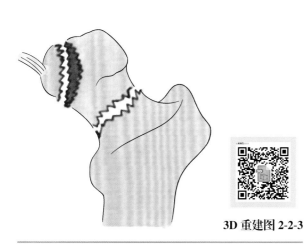

3D 重建图 2-2-3

图 2-2-4　股骨头骨折 Pipkin Ⅲ型

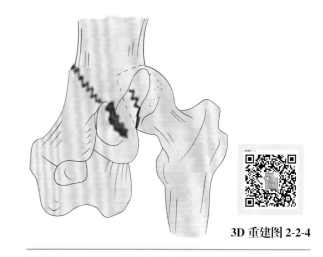

3D 重建图 2-2-4

图 2-2-5　股骨头骨折 Pipkin Ⅳ型

二、治疗原则

股骨头骨折为关节内骨折,要求解剖复位、尽可能恢复关节面平整,闭合复位难以达到满意的复位,导致股骨头坏死、创伤性关节炎等并发症的发生,故早期切开复位内固定仍是目前多数学者主张的治疗方法。

根据不同分型采取不同的治疗措施:Pipkin Ⅰ型骨折,骨折块位于股骨头非负重区,对髋关节功能影响不大,应以非手术治疗为主。Pipkin Ⅱ型骨折,若通过闭合复位可以达到骨折块解剖复位者可以采用非手术治疗。较多学者推荐对 Pipkin Ⅰ型、Ⅱ型骨折进行骨折块切除,特别是位于非负重区的骨折块,切除范围可达到股骨头的 1/3。复杂的 Pipkin Ⅲ型、Ⅳ型骨折可采用切开复位内固定术或关节置换术。由于股骨头骨折多由高能量外伤所致,其预后在很大程度上取决于合并损伤,包括颅脑外伤、胸腹部外伤以及不稳定的骨盆损伤。然而,孤立的股骨头骨折也存在各种并发症的风险,主要包括术后感染、坐骨神经损伤、缺血性坏死、创伤后关节炎和异位骨化,在临床检查和术后随访中需要特别注意。

手术入路选择:以 S-P 入路为代表的前入路可以显露股骨头骨折,但是对髋臼后壁的骨折显得无能为力,异位骨化发生率高。以 K-L 入路为代表的后外侧入路可进行髋臼后壁骨折的固定,但对股骨头骨折的显露和固定较困难。髋关节外科脱位入路(Ganz 入路)可在很好的保护股骨头血供的同时充分显露股骨头和髋臼,是治疗 Pipkin Ⅳ 型股骨头骨折的一种理想入路。

固定内置物选择:普通空心钉、Herbert 螺钉和可吸收螺钉。

(何 伟 方 滢)

第三节 股骨颈骨折

股骨颈骨折是老年人最常见的骨折类型之一。发生于老年人的股骨颈骨折通常为低能量损伤所致,骨质疏松是发生股骨颈骨折的重要原因之一。随着交通设施的发展,因交通事故产生的高能量损伤成为越来越多的年轻人发生股骨颈骨折的重要原因。股骨颈骨折常为关节囊内骨折,因易损伤股骨头血供,常导致股骨头坏死。不同损伤机制及不同骨折类型的股骨颈骨折,其治疗方法也不尽相同。常见的股骨颈骨折的分型方法有:根据骨折线位置分型,根据骨折线方向分型(Pauwels 分型)及根据骨折移位程度分型(Garden 分型)。

根据骨折线位置的不同,可将股骨颈骨折分为头下型、经颈型和基底型。

1. **头下型骨折** 其骨折线位于股骨头与股骨颈的交接区,此类型骨折可导致股骨头完全游离。头下型骨折对股骨头脆弱的血供损伤最大,常易发生股骨头坏死。老年患者发生股骨头坏死的概率更高,故在老年患者发生头下型股骨颈骨折时,常首选髋关节置换术治疗。

2. **经颈型骨折** 根据其骨折线具体位置的不同,可细分为股骨颈头颈型骨折和股骨颈中部骨折。

3. **基底型骨折** 即骨折线位于股骨颈与大转子之间的骨折。骨折线越靠近股骨头,对于股骨头的血供影响越大,越容易发生股骨颈骨折不愈合,致股骨头坏死。

一、分型

(一) Pauwels 分型

1935 年,Pauwels 根据股骨颈骨折线的方向将股骨颈骨折分为以下 3 型(图 2-3-1)。

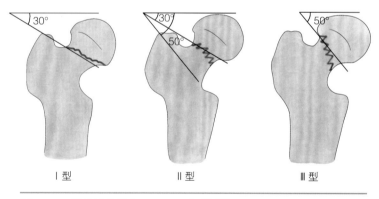

Ⅰ型 Ⅱ型 Ⅲ型

图 2-3-1 股骨颈骨折的 Pauwels 分型总览

1. **Ⅰ型** Pauwels 角 <30°,此时骨折断端呈外展型,故又称为外展型骨折(图 2-3-2、3D 重建图 2-3-1)。此类型骨折断端接触面积大,断端间的剪切力小,骨折常较稳定,愈合率高。

2. **Ⅱ型** Pauwels 角为 30°~50°(图 2-3-3、3D 重建图 2-3-2)。

3. **Ⅲ型** Pauwles 角 >50°,此型骨折断端呈内收型,故又称为内收型骨折(图 2-3-4、3D 重建图 2-3-3)。此类型骨折断端接触面积小,断端间剪切力大,骨折稳定性差,愈合率较低。因股骨颈骨折时股骨头可能存在旋转和移位,且投照角度对于 Pauwels 角度影响较大,Pauwels 分型系统应用有限。

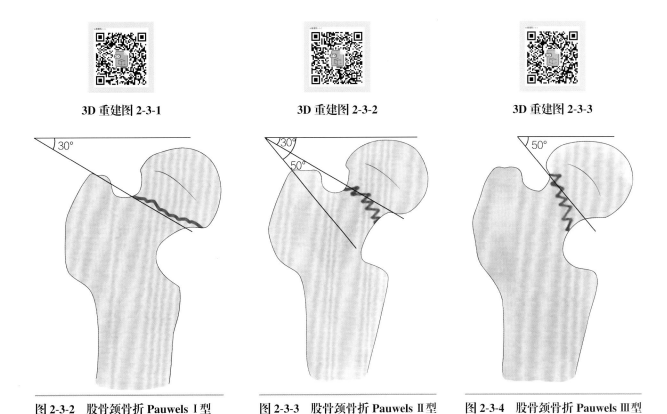

图 2-3-2　股骨颈骨折 Pauwels Ⅰ型　　**图 2-3-3　股骨颈骨折 Pauwels Ⅱ型**　　**图 2-3-4　股骨颈骨折 Pauwels Ⅲ型**

(二) Garden 分型

　　Garden 分型是临床上最常用的股骨颈骨折分型系统。根据骨折移位程度的不同,股骨颈骨折可分为以下 4 型(图 2-3-5)。

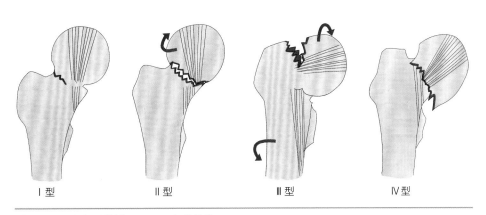

Ⅰ型　　　　　Ⅱ型　　　　　Ⅲ型　　　　　Ⅳ型

图 2-3-5　股骨颈骨折 Garden 分型总览

　　1. **Ⅰ型**　不完全骨折(图 2-3-6、3D 重建图 2-3-4)。此类型骨折中,骨折线未贯通股骨颈,股骨颈局部仍有部分骨质相连,骨折无旋转、移位。此类型骨折血供破坏最少,骨折愈合概率最高。此类型通过保守治疗常可获得较好的预后。

　　2. **Ⅱ型**　完全骨折,骨折无移位(图 2-3-7、3D 重建图 2-3-5)。此类型骨折中,骨折线完全贯通股骨颈,但骨折断端对位良好,无明显移位。若骨折线靠近股骨颈基底部,其骨折愈合概率较高;即使为头下型骨折,亦有一定的骨折不愈合比例。

  3. Ⅲ型 完全骨折,骨折部分移位(图 2-3-8、3D 重建图 2-3-6)。此类型骨折中,股骨颈完全骨折,并有断端部分移位。常见移位方向为远折端向上移位,或远折端嵌插于近折端断面内,使股骨头产生向内的旋转移位,可出现颈干角变小的情况。

  4. Ⅳ型 完全骨折,骨折完全移位(图 2-3-9、3D 重建图 2-3-7)。此类型骨折中,股骨颈完全骨折,断端完全移位,近折端常发生旋转,远折端常向后上移位。该型骨折常导致关节囊及其他周围软组织的严重损伤,致骨折断端血供破坏严重、股骨头坏死概率较高。

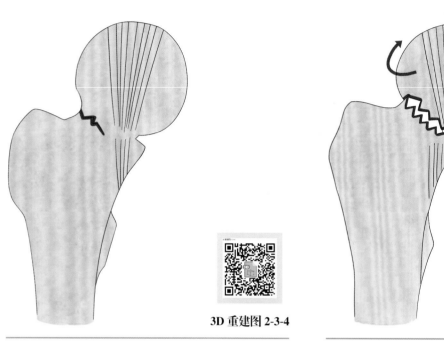

3D 重建图 2-3-4

图 2-3-6 股骨颈骨折 Garden Ⅰ型

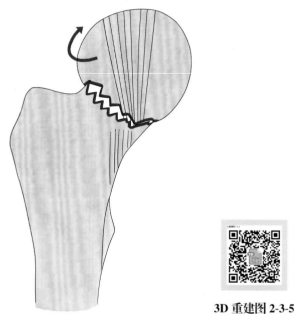

3D 重建图 2-3-5

图 2-3-7 股骨颈骨折 Garden Ⅱ型

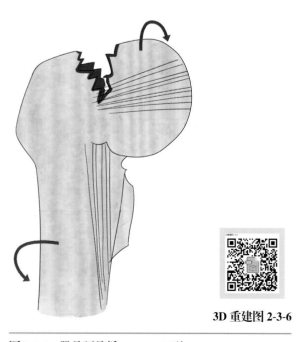

3D 重建图 2-3-6

图 2-3-8 股骨颈骨折 Garden Ⅲ型

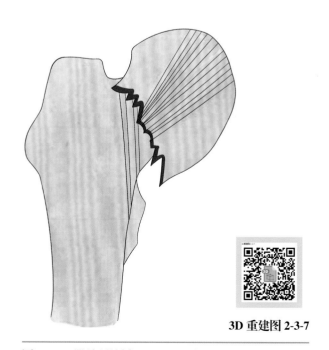

3D 重建图 2-3-7

图 2-3-9 股骨颈骨折 Garden Ⅳ型

二、治疗原则

1. 保守治疗

Garden Ⅰ型和Ⅱ型无移位或外展嵌插骨折,可采用非手术治疗。对于有移位的 Garden Ⅰ型和Ⅱ型、Garden Ⅲ型、Garden Ⅳ型除绝对手术禁忌证外,多主张采取内固定术治疗,以便利于患者康复。

2. 手术治疗

(1) 适应证:没有髋关节伴发疾病、能获得良好复位与固定且能够耐受手术的所有股骨颈骨折。

(2) 内固定术

1) 空心加压螺钉内固定:3 枚平行螺钉是股骨颈骨折的标准方法。闭合复位成功后,通常采用 3 枚平行空心螺钉内固定,钉的螺纹要过骨折线,3 枚螺钉行三角形置入,多数主张倒三角形具有良好的生物力学性能,下方螺钉和后方螺钉应该距离股骨颈皮质 3mm 以内固定最为牢固。

2) 多针内固定:该方法有多个固定轴心,能有效的控制股骨头的旋转剪应力,并有加压固定的作用,由于针细、具有破坏血供少、操作简单的优点。

3) 滑动式钉板系统:为髓外内固定装置,其内固定作用与空心螺钉相似,但有外侧固定于皮质的接骨板,比空心螺钉坚固,更适合于骨折线比较垂直的内收型骨折及股骨颈后方皮质受损严重的骨折,通常在髋螺钉上方平行增加 1 枚加压螺钉,防止旋转。

(3) 其他方式:对于损伤程度较重者,可行人工股骨头置换术、人工全髋关节置换术。对于青壮年股骨颈陈旧性股骨颈骨折,可进行带血运的骨瓣植骨内固定术:常用的有缝匠肌蒂髂骨瓣植骨术和旋髂深动脉髂骨瓣植骨术。

（刘先哲　张加尧）

第四节　股骨转子间骨折

随着人口老龄化,股骨转子间骨折的发生率成上升趋势。当老年人发生转子间骨折时,骨的连续性遭到破坏,这将对患者的身体健康、精神状态和独立生活能力产生严重的影响。与股骨颈骨折一起,股骨转子间骨折可能代表骨科医师现在所面临的最重要的公共健康问题。

一、分型

(一) 股骨转子间骨折 Evans 分型

理想的骨折分型系统应具有以下优点:易于使用,便于交流,指导治疗,预测预后,在不同的患者可以重复使用,并与骨折的分型通用原则保持一致。股骨转子间骨折还没有符合这些条件的分型方法。

1949 年,Evans 发表了以骨折线的方向、闭合复位及骨牵引维持骨折位置情况为基础的分型方式,他强调了髋部骨折复位后内侧结构的重要性。1975 年,Jensen 和 Michaelsen 对 Evans 分型提出了修改,他们认为随着大小转子受累及骨折线的增加,股骨转子间的稳定性将会降低。AO/OTA 骨折综合分型应用人们熟知的字母数字系统对这些损伤进行分类。A1~A3 型为简单骨折,B1~B3 型为涉及大小转子的复杂骨折,C1~C3 型则主要描述反转子间骨折。Evans 分型(图 2-4-1)主要包括以下方面。

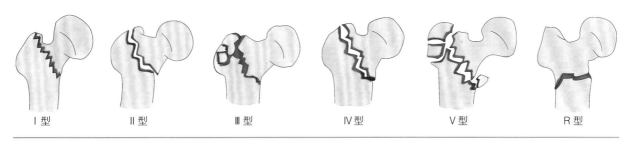

<table>
<tr><td>Ⅰ型</td><td>Ⅱ型</td><td>Ⅲ型</td><td>Ⅳ型</td><td>Ⅴ型</td><td>R型</td></tr>
</table>

图 2-4-1　股骨转子间骨折 Evans 分型总览

1. **Ⅰ型**　单纯转子间骨折,骨折线由外上斜向内下(图 2-4-2、3D 重建图 2-4-1)。
2. **Ⅱ型**　转子间骨折移位,合并小转子撕脱骨折,但股骨距完整(图 2-4-3、3D 重建图 2-4-2)。
3. **Ⅲ型**　合并大转子骨折,骨折累及股骨距,有移位,常伴有转子间后部骨折(图 2-4-4、3D 重建图 2-4-3)。
4. **Ⅳ型**　合并小转子粉碎性骨折,可出现股骨颈和大转子冠状面的爆裂骨折(图 2-4-5、3D 重建图 2-4-4)。
5. **Ⅴ型**　Ⅲ型 +Ⅳ型(图 2-4-6、3D 重建图 2-4-5)。
6. **R 型**　反转子间骨折,骨折线由内上斜向外下,可伴有小转子骨折,股骨距被破坏(图 2-4-7、3D 重建图 2-4-6)。

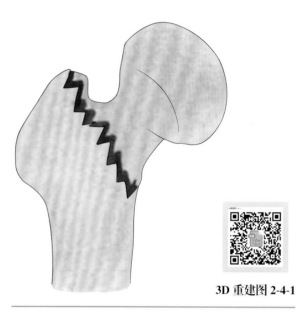

3D 重建图 2-4-1

图 2-4-2　股骨转子间骨折 Evans Ⅰ型

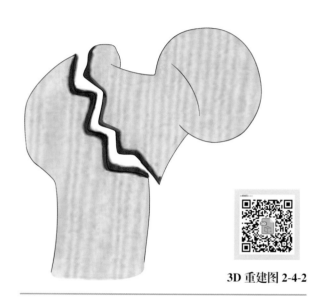

3D 重建图 2-4-2

图 2-4-3　股骨转子间骨折 Evans Ⅱ型

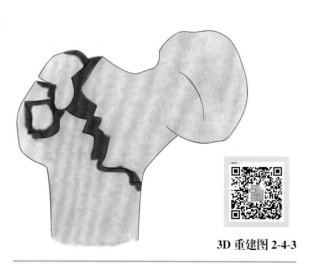

3D 重建图 2-4-3

图 2-4-4　股骨转子间骨折 Evans Ⅲ型

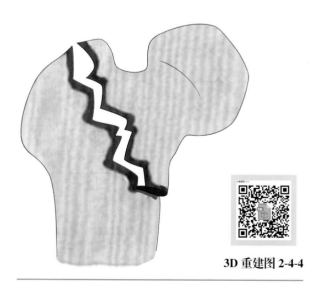

3D 重建图 2-4-4

图 2-4-5　股骨转子间骨折 Evans Ⅳ型

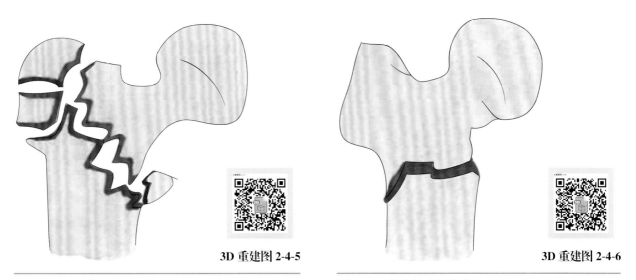

3D 重建图 2-4-5

图 2-4-6　股骨转子间骨折 Evans V 型

3D 重建图 2-4-6

图 2-4-7　股骨转子间骨折 Evans R 型

（二）股骨转子间骨折 AO 分型

AO 分型既强调了转子间骨折后内侧皮质的粉碎程度的重要性，同时也强调了骨折是否累及外侧皮质的重要性。AO 将转子间骨折归为股骨近端骨折中的 31-A 类型，分为 A1、A2、A3 3 种类型，每型中根据骨折形态又分为 3 个亚型（图 2-4-8）。

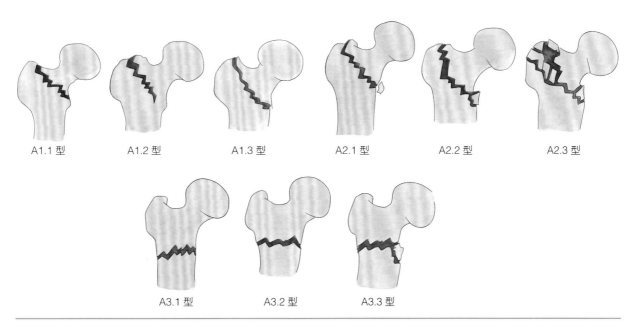

A1.1 型　　　　A1.2 型　　　　A1.3 型　　　　A2.1 型　　　　A2.2 型　　　　A2.3 型

A3.1 型　　　　A3.2 型　　　　A3.3 型

图 2-4-8　股骨转子间骨折 AO 分型总览

　　1. **A1 型骨折**　简单的两部分骨折，骨折线从大转子到远端内侧皮质，内侧皮质只有一处断开。其中 A1.1 型骨折表现为内侧骨皮质骨折恰位于小转子上；A1.2 型骨折表现为内侧骨皮质骨折有嵌插；A1.3 型骨折表现为骨折线延伸至小转子下，特点是小转子与近端骨折连为一体，受髂腰肌的牵拉近端骨折块容易发生旋转移位。

　　2. **A2 型骨折**　经转子的多块骨折，内侧皮质至少两处断开。根据骨折块的数目和后侧粉碎的程度进一步分型。A2.1 型有一个中间骨折块；A2.2 型有两个中间骨折块；A2.3 型为有两个以上的中间骨折块。

3. A3 型骨折 骨折线向小转子下延伸或为反斜形骨折,又称为逆转子间骨折。A3 型骨折难以复位和固定。A3.1 型为反向骨折;A3.2 型为横形骨折;A3.3 型为伴有内侧皮质以外的骨折。

根据 AO 分型,转子间骨折的不稳定性主要体现在股骨近端的后内侧皮质粉碎、骨折线延伸至转子下及逆转子骨折几个方面,因此 A1.1 型、A1.2 型、A1.3 型、A2.1 型为稳定骨折;A2.2 型、A2.3 型、A3.1 型、A3.2 型、A3.3 型均为不稳定骨折。

二、治疗原则

股骨转子间骨折外科治疗的成功,很大程度上依赖于骨折局部的稳定。骨折内固定的稳定总体上依赖于五个因素:骨的质量、骨折类型、复位的情况、内固定的选择及内固定与骨的位置。骨科医师仅能影响后三项因素,但必须考虑前两种因素来制订适当的治疗计划。

(一) 保守治疗

股骨转子间骨折的非手术治疗病死率很高,因此仅适用于受伤前没有行走能力的患者、预期寿命较短的患者及有严重内科合并症、不能耐受手术的患者。

(二) 手术治疗

1. 骨折复位 治疗前要通过 X 线片判断转子间骨折是否稳定,其中小转子是否骨折对稳定性影响很大。

2. 内固定选择 ①动力髋螺钉(DHS):DHS 由髋拉力螺钉和侧方加压接骨板构成,通过术后螺钉在接骨板套筒内的滑动,可以在骨折断端产生持续、渐进的加压,减少手术后遗留的断端间隙,提高骨折稳定性并促进骨折愈合;②股骨近端锁定加压接骨板(PF-LCP):PF-LCP 是一种新型三维立体内固定系统,其近端呈匙形,由多颗螺钉形成了立体的桁架结构,不同的螺孔有不同的锁定方向,能提供股骨近端更强大、更稳定的固定;③髓内钉:髓内钉远端置入股骨髓腔中央,近端通过拉力螺钉固定至股骨头内;④股骨近端防旋髓内钉(PFNA):PFNA 是目前临床上治疗股骨转子间骨折的常用方案,其可增加把持力、降低股骨颈被切割的可能、提高内固定后整体的稳定性。

(梅荣成 何 伟)

第五节 股骨转子下骨折

股骨转子下骨折(subtrochanteric fractures)是指小转子下 5cm 范围内的骨折,或者从小转子到股骨近、中 1/3 交界部的骨折即骨髓腔最狭窄处之间的骨折。股骨转子下骨折的发生率约占髋部骨折的 25%,常见于高能量造成的青年男性的严重粉碎性和移位性骨折、低能量造成的老年女性骨质疏松患者典型的长螺旋形骨折。股骨转子下骨折还可发生于股骨颈骨折空心螺钉固定过远或髋部缺血性坏死需要减压或植骨时钻孔位置过前,从而导致的应力性骨折。由于这一区域特殊的解剖和生物力学特点,使得股骨粗隆下骨折复位困难,内固定失败的风险很高。

一、分型

(一) 股骨转子下骨折的 Seinsheimer 分型

Seinsheimer 根据骨折块的数量、位置及骨折线的形状提出将股骨转子下骨折分为 5 型(图 2-5-1)。

1. Ⅰ型 骨折无移位或移位 <2mm(图 2-5-2、3D 重建图 2-5-1)。

2. Ⅱ型 骨折移位为两个骨折块。又分为 3 个亚型:ⅡA 型为小转子下横形骨折(图 2-5-3、3D 重建图 2-5-2);ⅡB 型为螺旋形骨折,小转子在近端骨折块(图 2-5-4、3D 重建图 2-5-3);ⅡC 型为螺旋形骨折,小转子在远端骨折块(图 2-5-5、3D 重建图 2-5-4)。

3. Ⅲ型 有 3 个骨折块,即除转子下骨折外:ⅢA 型,尚有小转子骨折(图 2-5-6、3D 重建图 2-5-5);ⅢB 型,在转子下骨折中间有一蝶形骨折块(图 2-5-7、3D 重建图 2-5-6)。

4. Ⅳ型 粉碎性骨折,有 4 个骨折块或更多(图 2-5-8、3D 重建图 2-5-7)。

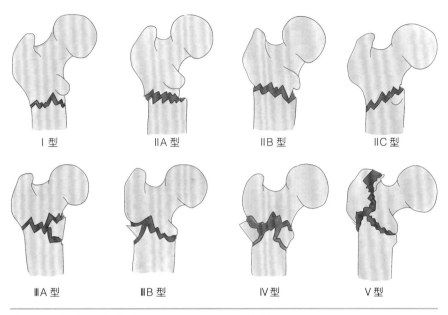

图 2-5-1　股骨转子下骨折的 Seinsheimer 分型总览

5. **V型**　转子下骨折伴有转子间骨折(图 2-5-9、3D 重建图 2-5-8)。

该分型关注影响骨折稳定的各种因素,引入了后内侧皮质支持结构的概念,对指导治疗和预后具有特殊意义。

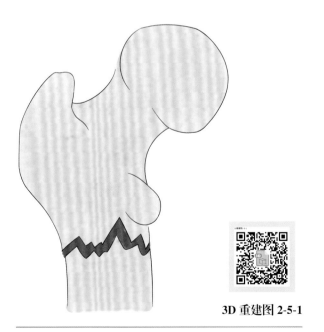

3D 重建图 2-5-1

图 2-5-2　股骨转子下骨折 Seinsheimer Ⅰ型

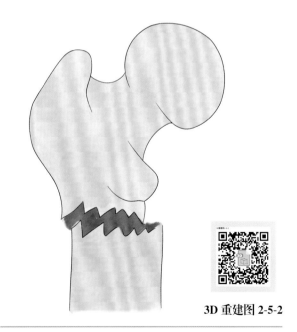

3D 重建图 2-5-2

图 2-5-3　股骨转子下骨折 Seinsheimer ⅡA 型

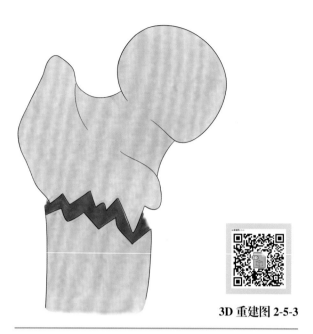

3D 重建图 2-5-3

图 2-5-4 股骨转子下骨折 Seinsheimer ⅡB 型

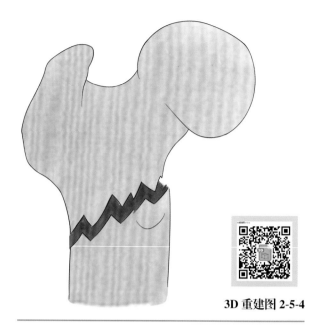

3D 重建图 2-5-4

图 2-5-5 股骨转子下骨折 Seinsheimer ⅡC 型

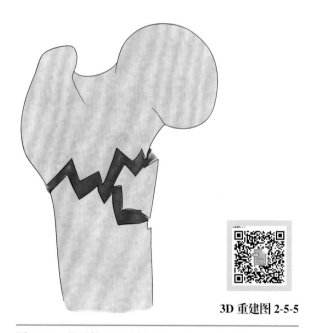

3D 重建图 2-5-5

图 2-5-6 股骨转子下骨折 Seinsheimer ⅢA 型

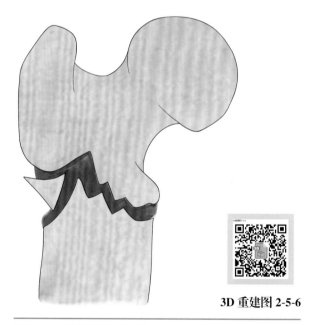

3D 重建图 2-5-6

图 2-5-7 股骨转子下骨折 Seinsheimer ⅢB 型

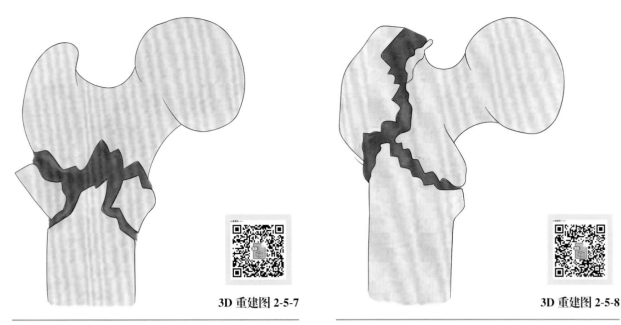

3D 重建图 2-5-7

图 2-5-8 股骨转子下骨折 Seinsheimer Ⅳ型

3D 重建图 2-5-8

图 2-5-9 股骨转子下骨折 Seinsheimer Ⅴ型

(二) Russell 和 Taylor 分型

Russell 和 Taylor 根据小转子的连续性,以及骨折线向后延伸至大转子累及梨状窝,这两个影响治疗的因素,提出分型(图 2-5-10)。

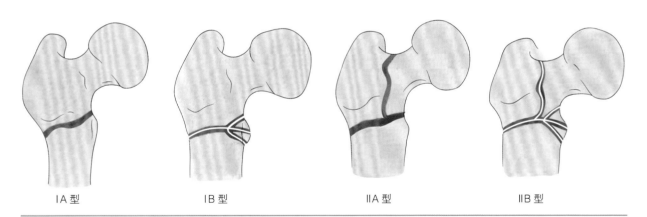

ⅠA 型　　　　　　ⅠB 型　　　　　　ⅡA 型　　　　　　ⅡB 型

图 2-5-10 转子下骨折 Russell-Taylor 分型总览

1. **Ⅰ型** 骨折线未波及至梨状窝。在ⅠA 型骨折中,骨折块和骨折线自小转子下延至股骨峡部区域,这一区域可有各种程度的粉碎骨块,包括双侧骨皮质碎块;ⅠB 型骨折的多骨折线和碎块包括在小粗隆至峡部区域。

2. **Ⅱ型** 骨折线向近端延伸至大转子及梨状窝。ⅡA 型骨折,自小转子经股骨峡部延伸至梨状窝,但小转子无严重的粉碎或较大的骨折块;ⅡB 型骨折,骨折线延伸至梨状窝,同时股骨内侧皮质有明显粉碎,小转子的连续性丧失。

早期的髓内钉需要从梨状窝进钉,梨状窝的完整性会影响内固定的选择,所以分型时需特别考虑梨状窝的完整性,而目前的髓内钉多为股骨大粗隆顶点进钉,梨状窝完整性对内固定选择已无太大影响。

二、治疗原则

（一）保守治疗

对于稳定骨折,采用胫骨结节或股骨髁上外展位骨牵引,10~12周后逐渐扶拐下地活动。对于不稳定骨折,也可在骨牵引下试行手法复位,用牵引纠正短缩畸形、矫正侧方移位,外展位维持牵引避免发生髋内翻。非手术疗法卧床时间较长,并发症多,病死率高,近几年多主张早期手术治疗。

（二）手术治疗

对于不稳定骨折采用闭合或切开复位内固定。手术的目的是尽可能达到解剖复位,恢复股骨矩的连续性。

1. 髓内固定

（1）Gamma钉:Gamma钉可在骨折复位后将股骨头、颈、转子部和股骨近端紧密固定在一起,保持良好的血液供应。

（2）股骨近端髓内钉(PFN):是在Gamma钉的基础上发展而来的,治疗股骨转子下骨折时要求骨折线的最近段到小转子下的距离不小于2cm。

2. 髓外固定

（1）动力髁接骨板(DCS):其拉力钉置入点比动力髋螺钉更靠近端,可在近折段中置入2个以上的螺钉,尤其是可置入股骨矩中。

（2）股骨近端锁定接骨板:股骨近端锁定钢板是根据生物固定原则理念设计的一种新型接骨板,其稳定性不依赖钢板与骨质摩擦力,减少了对骨膜的压迫作用。

（3）微创固定系统(less invasive stabilization system,LISS):LISS最早用于治疗膝关节周围骨折,其由锁定接骨板和锁定螺钉组成,具有良好的角稳定性,易于微创操作。

（蒋业平　程 佳　董 喆）

第六节　股骨干骨折

股骨干骨折是指在小转子下方5cm至股骨远端关节面上方6~8cm的范围内发生的骨折,是临床上最常见的骨折之一。股骨是体内最长、最大的骨骼,是下肢主要的负重骨之一,如治疗不当可导致长期功能障碍和严重残疾。股骨干骨折多为高能创伤所致,约38%的股骨干骨折常合并有多系统损伤。目前治疗股骨干骨折的方法很多,但必须依据骨折部位、类型、患者年龄及患者的社会和经济需求选择比较合理的治疗方法。

一、分型

（一）AO分型

根据股骨干骨折的形状分为横形骨折、斜形骨折、螺旋形骨折、青枝骨折和粉碎性骨折。按照AO/OTA分类方法(图2-6-1),股骨干骨折分为A型(图2-6-2~图2-6-4、3D重建图2-6-1~3D重建图2-6-3)、B型(图2-6-5~图2-6-7、3D重建图2-6-4~3D重建图2-6-6)、C型(图2-6-8~图2-6-10、3D重建图2-6-7~3D重建图2-6-9)3种类型的27个亚组。

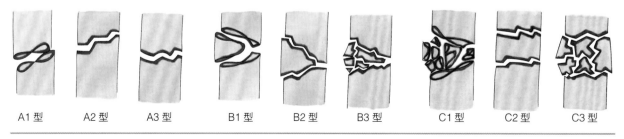

|A1型|A2型|A3型|B1型|B2型|B3型|C1型|C2型|C3型|

图2-6-1　股骨干骨折AO分型总览

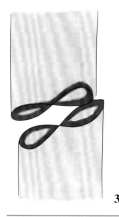

3D 重建图 2-6-1

图 2-6-2　股骨干骨折 AO 分型 A1 型

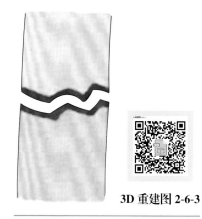

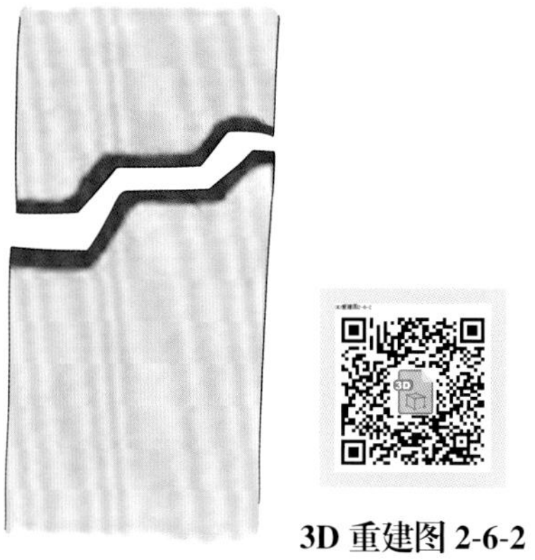

3D 重建图 2-6-2

图 2-6-3　股骨干骨折 AO 分型 A2 型

3D 重建图 2-6-3

图 2-6-4　股骨干骨折 AO 分型 A3 型

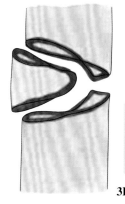

3D 重建图 2-6-4

图 2-6-5　股骨干骨折 AO 分型 B1 型

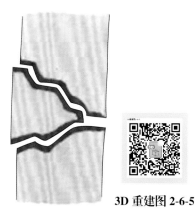

3D 重建图 2-6-5

图 2-6-6　股骨干骨折 AO 分型 B2 型

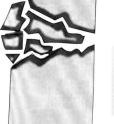

3D 重建图 2-6-6

图 2-6-7　股骨干骨折 AO 分型 B3 型

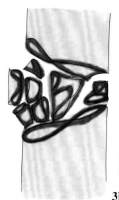

3D 重建图 2-6-7

图 2-6-8　股骨干骨折 AO 分型 C1 型

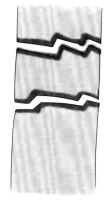

3D 重建图 2-6-8

图 2-6-9　股骨干骨折 AO 分型 C2 型

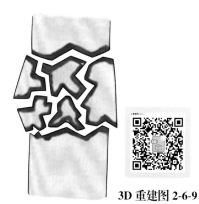

3D 重建图 2-6-9

图 2-6-10　股骨干骨折 AO 分型 C3 型

（二）股骨干粉碎性骨折 Winquist 分型

1984 年，Winquist 将股骨干粉碎性骨折按粉碎程度分为 4 型（图 2-6-11）。

1. **Ⅰ型**　有一个分离的小骨折片，但不影响骨折的稳定性。
2. **Ⅱ型**　较大碎骨片，但骨折的近、远端仍保持 50% 以上的骨皮质接触，能防止短缩，有助于控制旋转。
3. **Ⅲ型**　较大碎骨片，骨折的近、远端少于 50% 骨皮质接触，可能出现旋转、移位和短缩。
4. **Ⅳ型**　骨折的近、远端无接触，失去骨的环形支撑，不能防止短缩。

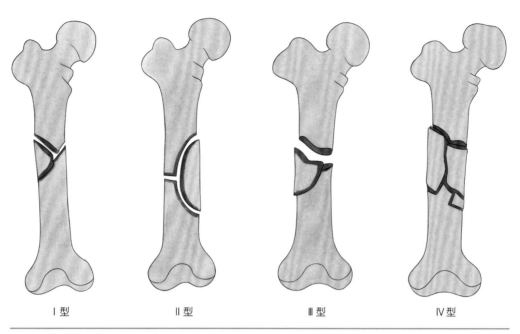

Ⅰ型　　　　Ⅱ型　　　　Ⅲ型　　　　Ⅳ型

图 2-6-11　股骨干粉碎性骨折 Winquist 分型总览

二、治疗原则

股骨干骨折首选手术治疗。

内固定首选交锁髓内钉,在股骨远、近段髓腔扩大处,髓内钉内固定要确保骨折复位和髓内钉在髓腔内位置正确。

1. 髓内钉内固定技术(股骨干骨折的标准治疗方案)　根据髓内钉置钉方向不同,股骨交锁髓内钉分顺行髓内钉和逆行髓内钉两种;根据锁定方式的不同分为静态锁定和动态锁定两种;根据置钉时是否扩髓又将操作技术分为扩髓型和非扩髓型两种。

2. 接骨板、螺钉固定技术　当髓内钉无法获得合适的着力点,或者因髓腔过细没有合适可以使用的髓内钉及多发骨折髓内钉固定有困难时,可选择接骨板进行骨折内固定;当股骨干骨折延伸到关节周围时,也以接骨板固定为宜。

骨折延伸到关节周围时宜选择接骨板固定。接骨板固定时应掌握原则,根据骨折类型采用相应的接骨板固定技术。

(陈　勇　段昱宇)

第七节　股骨远端骨折

股骨远端骨折一般是指距股骨髁关节面 7cm 或股骨腓肠肌起点以上 2~4cm 范围内的骨折,主要包括股骨髁上骨折和髁间骨折。该处的骨折相对来说比较少见,发生率不到全身骨折的 1%,占股骨骨折的3%~6%。好发于年轻患者和老年患者,前者多为年轻男性,多因暴力作用引起,如高处坠落伤及交通事故,骨折常为不稳定性和粉碎性,可同时合并有其他复合伤;后者多为老年女性,由于骨质疏松导致骨质量的降低,通常是低能量创伤。

一、分型

股骨远端骨折的常用分型有 AO 分型、Seinsheimer 分型、Neer 分型及按部位分型。目前临床上常用的是 AO 分型,因此本节只介绍 AO 分型。AO 分型[股骨远端部位在 AO 编码为 33(股骨编码为 3,远端编码为3)]进一步描述了原始骨折线或骨折块的位置,该分类系统已被证明对判断损伤严重程度、损伤机制和预后有指导意义。从A型到C型,骨折严重程度和创伤时所受的能量逐渐增加,预后逐渐变差,在同一分型中的1~3亚型也有同样的规律(图2-7-1)。

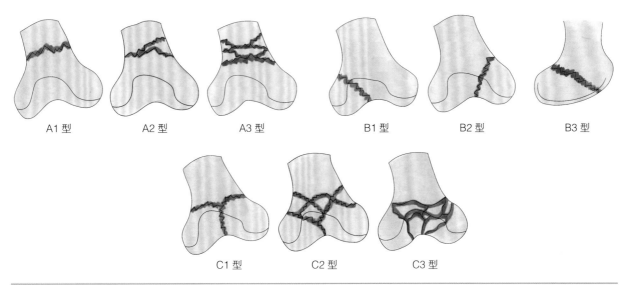

A1 型　　　　A2 型　　　　A3 型　　　　B1 型　　　　B2 型　　　　B3 型

C1 型　　　　C2 型　　　　C3 型

图 2-7-1　股骨远端骨折 AO 分型总览

1. **A 型**　关节外骨折。

(1) A1 型:简单骨折(图2-7-2、3D 重建图 2-7-1)

(2) A2 型:干骺端楔形骨折(图2-7-3、3D 重建图 2-7-2)

(3) A3 型:干骺端复杂骨折(图2-7-4、3D 重建图 2-7-3)

2. **B 型**　部分关节骨折。

(1) B1 型:股骨外髁骨折(图2-7-5、3D 重建图 2-7-4)

(2) B2 型:股骨内髁骨折(图2-7-6、3D 重建图 2-7-5)

(3) B3 型:冠状面部分骨折(图2-7-7、3D 重建图 2-7-6)

3. **C 型**　完全关节骨折。

(1) C1 型:关节简单骨折,干骺端简单骨折(图2-7-8、3D 重建图 2-7-7)

(2) C2 型:关节简单骨折,干骺端粉碎性骨折(图2-7-9、3D 重建图 2-7-8)

(3) C3 型:粉碎性关节骨折(图2-7-10、3D 重建图 2-7-9)

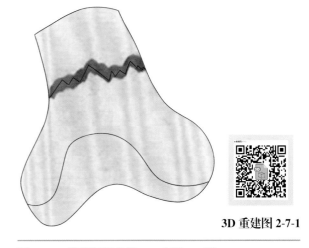

3D 重建图 2-7-1

图 2-7-2　股骨远端骨折 AO 分型 A1 型

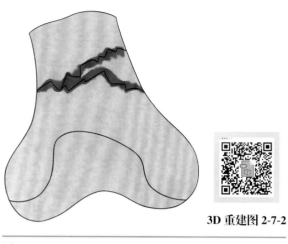

3D 重建图 2-7-2

图 2-7-3　股骨远端骨折 AO 分型 A2 型

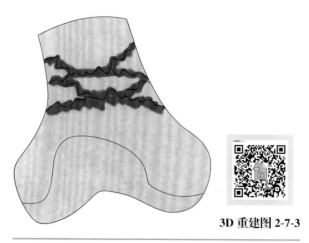

3D 重建图 2-7-3

图 2-7-4　股骨远端骨折 AO 分型 A3 型

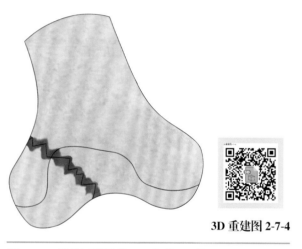

3D 重建图 2-7-4

图 2-7-5　股骨远端骨折 AO 分型 B1 型

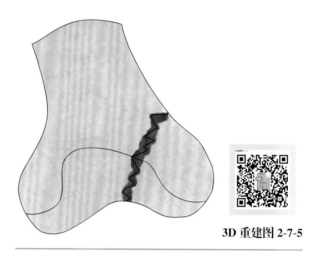

3D 重建图 2-7-5

图 2-7-6　股骨远端骨折 AO 分型 B2 型

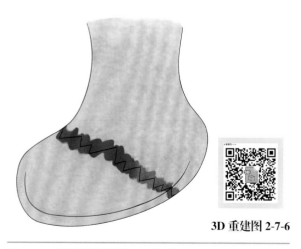

3D 重建图 2-7-6

图 2-7-7　股骨远端骨折 AO 分型 B3 型

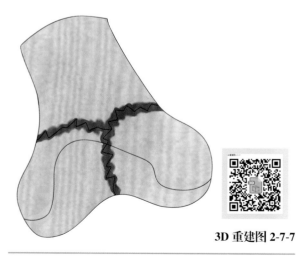

3D 重建图 2-7-7

图 2-7-8　股骨远端骨折 AO 分型 C1 型

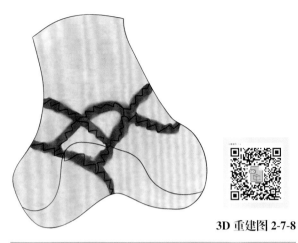

3D 重建图 2-7-8

图 2-7-9　股骨远端骨折 AO 分型 C2 型

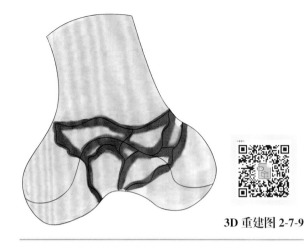

3D 重建图 2-7-9

图 2-7-10　股骨远端骨折 AO 分型 C3 型

二、治疗原则

(一) 基本原则

1. **A 型骨折**　因没有累及关节面,治疗目的是重建和维持股骨的力线和长度,角钢板、动力髁螺钉、槽形角钢板和股骨远端逆行髓内钉比较适合此类骨折。对于单纯无移位的骨折和儿童青枝骨折可用长腿石膏管型固定。

2. **B 型骨折**　对于无移位的单纯骨折可行牵引或石膏固定治疗,密切观察,防止移位;对于有移位的骨折,为防止出现创伤性关节炎及膝关节僵硬、强直、轴线对位位置不良等并发症,通常采用切开复位螺钉内固定术治疗。

3. **C 型骨折**　属于关节内骨折,对骨折复位要求高,固定必须牢固,通常采用切开复位的方法。考虑术后膝关节功能的恢复,坚强内固定是功能锻炼的基础,常用的方式有 95° AO 角钢板固定、髁部支持钢板、AO 动力加压髁钢板(DCS)、LISS 钢板、髓内固定和外固定器固定等。

(二) 手术方法

1. **外固定**　外固定架治疗骨折是一种相对微创的治疗方法,其操作简单。常用于股骨远端骨折治疗的外固定支架包括连接杆式单边或双边外固定支架、环形外固定支架等。采用外固定支架固定治疗股骨远端骨折合并严重软组织损伤、骨膜剥脱或浮膝损伤的患者,不仅可以临时稳定骨折、恢复肢体长度,还可起到控制疼痛的作用,但其并发症发生率高,只有在患者不适合内固定的情况下,可将其作为备选方案。

2. **螺钉内固定**　螺钉内固定治疗由于螺钉的轴向刚度及抗扭转力等较差,单纯螺钉内固定多用于股骨远端 B 型骨折,并不单用于更多骨折类型。目前螺钉更多的是与钢板、髓内钉等联合使用,将骨折化繁为简,为其他内固定物的置入创造良好条件。

3. **支持钢板**　适用于股骨远端 A 型、B 型、C 型骨折,包括髁间冠状面骨折,但应注意其较高的膝内翻发生率。

4. **95° 角状钢板与动力髁螺钉(dynamic condylar screw,DCS)**　角状钢板是最早用于治疗股骨远端骨折的内固定系统,具有固定牢固、价格低廉的优势。但它需要精确的将刃板插入股骨髁部,才能保证在各个平面上维持股骨力线,并且刃板在插入股骨后难以再改变其方向和角度。为了克服这一缺陷,1989年 Schatzker 设计了具有独立拉力钉的 DCS,它由动力加压螺钉钢板和加压锁钉单独两部分组成。适用于A 型、B 型、C 型骨折。

5. **锁定钢板系统**　近年来,锁定钢板内固定已成为治疗股骨远端骨折的常用方法之一。作为代表的微创固定系统(less invasive stabilization system,LISS)是在 AO/ASIF 微创外科的基础上发展起来的一类新型内固定系统,适用于 A 型、B 型、C 型骨折,也可用于膝关节假体周围骨折和骨质疏松骨折。它符合股骨解剖形态,无须塑形,创伤小,固定牢固且不与骨膜接触,可以保护血供,但对术者技术要求较高。

6. 双钢板固定　临床报道单纯应用外侧锁定钢板治疗股骨远端骨折后,骨不连发生率为 0~10%,可能与单钢板偏心固定的稳定性不足和骨折类型相关。对于 C2、C3 型骨折,缺少内侧支撑是导致骨折不愈合、内固定失效等并发症的重要原因,因此有学者认为选择双钢板治疗内侧粉碎性股骨远端骨折可行。

7. 逆行髓内钉　钢板属于偏心固定,偏离股骨机械轴较远,术后发生骨折块移位、对线丢失和内翻畸形的风险较高。因此,与股骨解剖轴重合、中心固定的逆行髓内钉成为治疗股骨远端骨折的另一种选择,适用于 A 型、C1 型、C2 型骨折及合并股骨干骨折的病例。

（钟浩博　范志锋）

第八节　髌骨骨折

髌骨是全身最大的籽骨,位于股四头肌肌腱和髌韧带构成的伸膝装置内,有重要的生物力学性能。髌骨骨折是临床常见的关节内骨折,占所有骨折损伤的 1%,髌骨位置表浅,只有皮肤、薄层皮下组织及髌前滑囊在髌骨之上,故髌骨易因直接暴力及间接暴力而损伤。髌骨骨折后最重要的影响是伸膝装置连续性丧失及髌骨关节面不平整,从而在后期形成创伤性关节炎,因此通常需要手术治疗以恢复膝关节功能。

一、分型

就当前而言,髌骨骨折尚无统一的分型方法,髌骨骨折常用的分型主要包括两种,分别是 Rockwood 分型与 AO 分型。Rockwood 分型可分为:Ⅰ型,无移位骨折;Ⅱ型,髌骨横断骨折;Ⅲ型,髌骨下极骨折;Ⅳ型,粉碎性无移位骨折;Ⅴ型,粉碎性移位骨折;Ⅵ型,垂直骨折;Ⅶ型,骨软骨骨折。AO 分型主要有:A 型,髌骨关节外骨折;B 型,髌骨部分关节内骨折,但是伸膝装置保持完整;C 型,髌骨完全关节内骨折,且伸膝装置出现破坏。本节仅介绍髌骨骨折的 Rockwood 分型(图 2-8-1)。

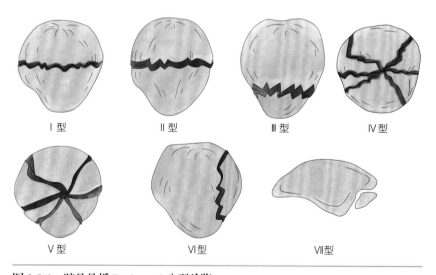

图 2-8-1　髌骨骨折 Rockwood 分型总览

1. **Ⅰ型**　无移位骨折。骨折发生后没有明显的移位现象,即骨折移位距离在 3mm 以下、髌骨关节面移位在 2mm 以下,或者虽然存在移位但是骨折处于髌骨下极位置,未涉及关节面(图 2-8-2、3D 重建图 2-8-1)。

2. **Ⅱ型**　髌骨横断骨折。骨折块为两块,骨折线位于髌骨中部位置,位移距离较大(图 2-8-3、3D 重建图 2-8-2)。

3. **Ⅲ型** 髌骨下极骨折。发生于髌骨下部或下极的骨折,骨折块多(图 2-8-4、3D 重建图 2-8-3)。

4. **Ⅳ型** 粉碎性无移位骨折(图 2-8-5、3D 重建图 2-8-4)。

5. **Ⅴ型** 粉碎性移位骨折。粉碎性骨折且发生移位,距离在 5mm 以上(图 2-8-6、3D 重建图 2-8-5)。

6. **Ⅵ型** 垂直骨折(图 2-8-7、3D 重建图 2-8-6)。

7. **Ⅶ型** 骨软骨骨折(图 2-8-8、3D 重建图 2-8-7)。

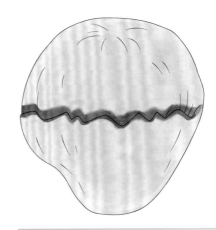

3D 重建图 2-8-1

图 2-8-2 髌骨骨折 Rockwood Ⅰ型

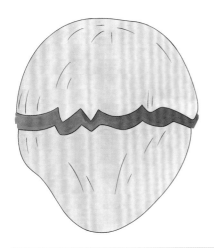

3D 重建图 2-8-2

图 2-8-3 髌骨骨折 Rockwood Ⅱ型

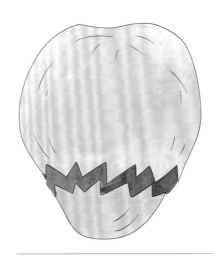

3D 重建图 2-8-3

图 2-8-4 髌骨骨折 Rockwood Ⅲ型

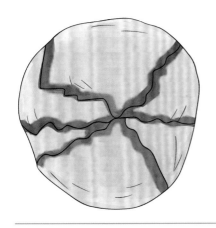

3D 重建图 2-8-4

图 2-8-5 髌骨骨折 Rockwood Ⅳ型

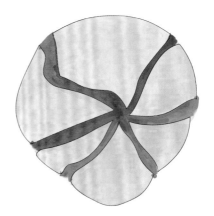

3D 重建图 2-8-5

图 2-8-6 髌骨骨折 Rockwood Ⅴ型

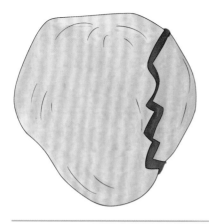

3D 重建图 2-8-6

图 2-8-7　髌骨骨折 Rockwood Ⅵ型

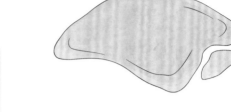

3D 重建图 2-8-7

图 2-8-8　髌骨骨折 Rockwood Ⅶ型

二、治疗原则

对髌骨骨折的治疗,应最大限度的恢复其关节面的形态,力争使骨折解剖复位,关节面平滑,给予较牢固的内固定,以便能够早期活动膝关节,恢复其功能,防止创伤性关节炎的发生。

1. **保守治疗**　对于无移位及移位在 5mm 内的横行髌骨骨折,多采取保守治疗。

2. **手术治疗**　髌骨骨折是关节内骨折,并且有股四头肌牵拉,因此一旦骨折后应积极进行手术内固定治疗。常用的手术方式包括:钢丝张力带缝扎、钢丝张力带缝合,髌骨部分或全部切除。如果为粉碎性骨折或骨折块太小,可予以摘除并修补韧带。

(1) 钢丝环形缝扎:用丝线或钢丝做环形缝扎,适用于粉碎性髌骨骨折。

(2) 钢丝张力带缝合:一般用 2 枚克氏针纵行穿过骨折面,用钢丝环绕四个外露针端,扎紧。适用于 Rockwood Ⅱ型髌骨横断骨折。

(3) 髌骨部分或全部切除:对髌骨下极小骨折片,可予以切除,将髌韧带缝合固定在髌骨残端。严重的粉碎性骨折,缝合保留髌骨困难者,行全髌骨切除术,在缝合股四头肌和髌韧带时,将股四头肌远端做部分翻转与髌韧带缝合,修补髌骨切除后遗留的缺损,再将两侧扩张部覆盖加强。

(夏　天　安　颖)

第九节　胫骨平台骨折

胫骨平台骨折的治疗难度较大,是一种极具挑战性的损伤。对于存在骨质疏松的老年人,相对低能量的摔伤也可导致胫骨平台骨折,且合并有软组织的损伤,通常情况下可获得较好的治疗结果。相反,源于高能量损伤的胫骨平台骨折,通常合并关节周围严重的软组织损伤,治疗效果较差,胫骨平台骨折的功能恢复结果与软组织损伤的性质和类型有关;当需行手术治疗时,周围软组织的条件被认为是功能改善的关键因素。

一、分型

(一) 胫骨平台骨折的 Schatzker 分型

分型系统应该既能体现损伤的严重程度和预后,又能指导其合理治疗。将胫骨平台骨折分为高能量损伤和低能量损伤有助于明确许多问题,包括不同内固定及与之相应的并发症。临床常用以下两种分型方式:第一种是 Joseph Schatzker 提出的以其名字命名的分型,将胫骨平台骨折分为 6 型(图 2-9-1);第二种是 AO 分型,并被骨科创伤协会(Orthopaedic Trauma Association,OTA)所采纳。这两种分型的共同缺点是均未涉及软组织损伤情况。

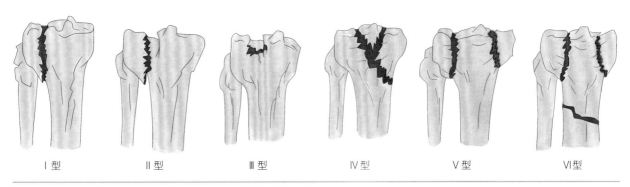

| I 型 | II 型 | III 型 | IV 型 | V 型 | VI 型 |

图 2-9-1 胫骨平台骨折的 Schatzker 分型总览

1. **I 型** 外侧髁单纯劈裂骨折。典型的楔形非粉碎性骨折块向外下劈裂移位,此型骨折常见于无骨质疏松的年轻患者(图 2-9-2、3D 重建图 2-9-1)。

2. **II 型** 外侧髁劈裂压缩骨折。侧方楔形骨块劈裂分离,并有关节面向下压缩陷入干骺端。此型骨折最常见于老年患者(图 2-9-3、3D 重建图 2-9-2)。

3. **III 型** 外侧髁单纯压缩骨折。关节面被压缩陷入平台,外侧皮质完整。此型易发生于骨质疏松者(图 2-9-4、3D 重建图 2-9-3)。

4. **IV 型** 内侧髁骨折。此型骨折可以是单纯的楔形劈裂或粉碎性和压缩骨折,常累及胫骨棘,也可伴有脱位(图 2-9-5、3D 重建图 2-9-4)。

5. **V 型** 双髁骨折,骨折累及双侧胫骨平台。鉴别特征是干骺端和骨干仍然保持连续性(图 2-9-6、3D 重建图 2-9-5)。

6. **VI 型** 伴有干骺端和骨干分离的平台骨折,除单髁或双髁及关节面骨折外,还存在胫骨近端横形或斜形骨折(图 2-9-7、3D 重建图 2-9-6)。

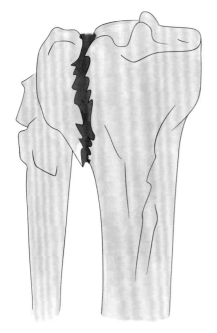

3D 重建图 2-9-1

图 2-9-2 胫骨平台骨折 Schatzker I 型

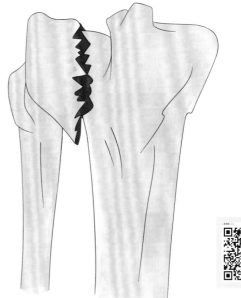

3D 重建图 2-9-2

图 2-9-3 胫骨平台骨折 Schatzker II 型

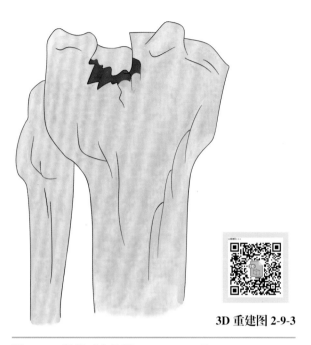

3D 重建图 2-9-3

图 2-9-4　胫骨平台骨折 Schatzker Ⅲ型

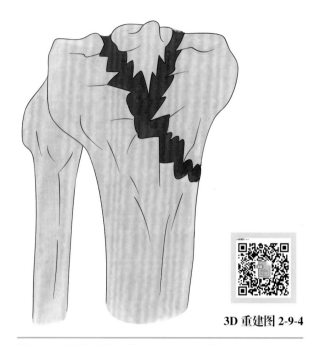

3D 重建图 2-9-4

图 2-9-5　胫骨平台骨折 Schatzker Ⅳ型

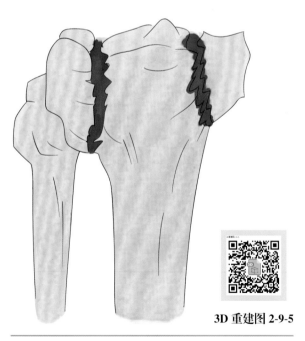

3D 重建图 2-9-5

图 2-9-6　胫骨平台骨折 Schatzker Ⅴ型

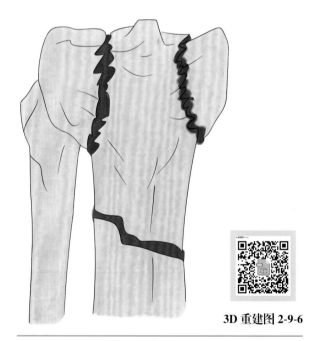

3D 重建图 2-9-6

图 2-9-7　胫骨平台骨折 Schatzker Ⅵ型

（二）胫骨平台骨折的 AO 分型（图 2-9-8）

1. **A 型**　关节外骨折。

（1）A1 型：关节外骨折、撕脱性骨折。

（2）A2 型：关节外骨折、干骺端简单骨折。

（3）A3 型：关节外骨折、干骺端粉碎性骨折。

2. **B 型**　部分关节内骨折。

（1）B1 型：部分关节内骨折、简单劈裂骨折。

（2）B2 型：部分关节内骨折、简单压缩骨折。

（3）B3 型：部分关节内骨折、劈裂压缩骨折。

3. **C 型**　完全关节内骨折。

（1）C1 型：完全关节内骨折、关节简单骨折、干骺端简单骨折。

（2）C2 型：完全关节内骨折、关节简单骨折、干骺端粉碎性骨折。

（3）C3 型：完全关节内骨折、粉碎性骨折。

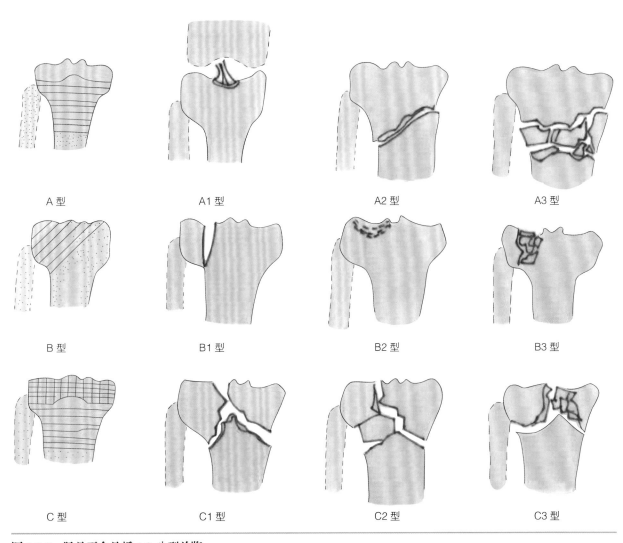

图 2-9-8　胫骨平台骨折 AO 分型总览

二、治疗原则

胫骨平台骨折的治疗以恢复关节面的平整、韧带的完整性及膝关节活动范围为目的。根据不同分型应采取相应的治疗。

1. **I型单纯劈裂骨折** 若无明显移位,采用下肢石膏托固定4~6周。移位明显者,应切开复位,用骨松质螺钉固定或支撑钢板固定,以保持关节面平滑和恢复侧副韧带张力为治疗目的。

2. **II型伴有平台塌陷的劈裂骨折** 应切开复位,撬起塌陷的骨块,恢复关节面平滑,同时植骨,保持塌陷骨块的复位位置,用骨松质螺钉钢板固定。

3. **III型胫骨髁中央的塌陷骨折** 由于不是重要负重区,在1cm以内的塌陷,只需用下肢石膏固定4~6周,即可开始功能锻炼。若骨折块塌陷超过1cm或有膝关节不稳定者,应行手术切开复位,撬起骨折块,在骨折块下植骨,行钢板内固定。

4. **IV型无移位的胫骨内侧平台骨折** 只需石膏固定4~6周即可进行功能锻炼。伴有骨折塌陷者,合并交叉韧带损伤者,应切开复位,恢复平台的平整及交叉韧带张力,或重建交叉韧带。骨折块复位后遗留的间隙,应植骨充填,行钢板内固定。

5. **V型骨折** 为不稳定骨折,应切开复位,用钢板、螺栓或骨松质螺钉固定。

6. **VI型骨折** 也属不稳定骨折,非手术疗法难以奏效,应采用切开复位,并用胫骨平台解剖钢板与T形钢板固定。若内固定确实可靠,可在术后早期用持续被动活动仪辅助锻炼。

（章佳波　王泓霖）

第十节　胫腓骨骨折

胫腓骨在下肢的关节构成中主要参与膝关节和踝关节的构成,主要为下肢起支撑作用,经常因暴力导致骨折,其骨折在全身骨折中约占6.8%。依据解剖,胫腓骨骨折易导致胫腓骨前后滋养动脉的破坏,直接导致下肢营养供应的中断,加上周围软组织损伤,导致骨折愈合缓慢,经常发生延迟愈合和不愈合。

一、分型

胫腓骨骨干骨折常使用Johner-Wruhs分型和AO/OTA分型。Johner-Wruhs分型由Johner和Wruhs于1983年提出,按骨折形态学进行分类,认为骨折形态与损伤机制有关。此分型对骨折移位程度和软组织损伤程度未进行划分,经过扩展已逐步发展成目前临床上使用的AO/OTA分型。A型:简单骨折,包括A1型(螺旋形骨折)、A2型(斜形骨折)、A3型(横形骨折)。B型:蝶形骨折,包括B1型(扭力所致蝶形骨折)、B2型(弯曲力所导致的蝶形骨折,有一个骨折块)、B3型(弯曲力所导致的蝶形骨折,有多个骨折块)。C型:粉碎性骨折,包括C1型(扭力所导致的粉碎性骨折)、C2型(多段骨折)、C3型(挤压骨折)。

1. **A型** 简单骨折(图2-10-1)。

（1）A1型(图2-10-2、3D重建图2-10-1):螺旋形骨折。

（2）A2型(图2-10-3、3D重建图2-10-2):斜形骨折(骨折线与水平夹角≥30°)。

（3）A3型(图2-10-4、3D重建图2-10-3):横形骨折(骨折线与水平夹角<30°)。

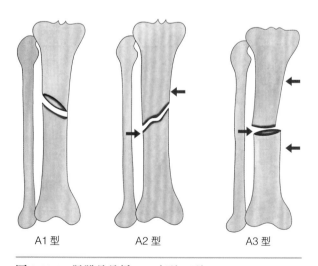

A1型　　A2型　　A3型

图2-10-1　胫腓骨骨折AO分型A型

3D 重建图 2-10-1

3D 重建图 2-10-2

3D 重建图 2-10-3

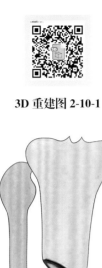

图 2-10-2　胫腓骨骨折 AO 分型 A1 型

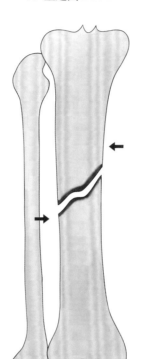

图 2-10-3　胫腓骨骨折 AO 分型 A2 型

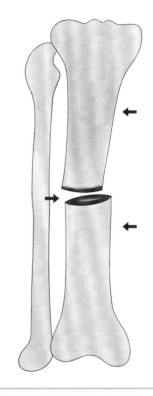

图 2-10-4　胫腓骨骨折 AO 分型 A3 型

2. B 型：楔形骨折（图 2-10-5）。

（1）B1 型（图 2-10-6、3D 重建图 2-10-4）：螺旋楔形骨折。

（2）B2 型（图 2-10-7、3D 重建图 2-10-5）：弯曲所致的骨折。

（3）B3 型（图 2-10-8、3D 重建图 2-10-6）：粉碎性楔形骨折。

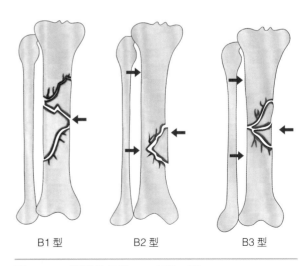

B1 型　　　　B2 型　　　　B3 型

图 2-10-5　胫腓骨骨折 AO 分型 B 型

3D 重建图 2-10-4

3D 重建图 2-10-5

3D 重建图 2-10-6

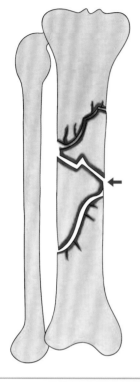

图 2-10-6 胫腓骨骨折 AO 分型 B1 型

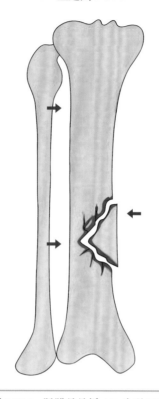

图 2-10-7 胫腓骨骨折 AO 分型 B2 型

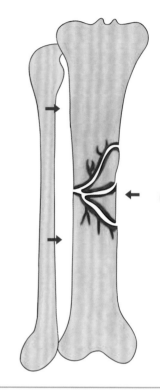

图 2-10-8 胫腓骨骨折 AO 分型 B3 型

3. C 型 复杂骨折（图 2-10-9）。

（1）C1 型（图 2-10-10、3D 重建图 2-10-7）：螺旋形复杂骨折。

（2）C2 型（图 2-10-11、3D 重建图 2-10-8）：节段性复杂骨折。

（3）C3 型（图 2-10-12、3D 重建图 2-10-9）：不规则复杂骨折。

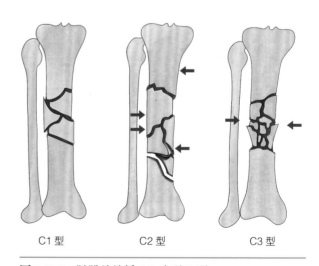

C1 型　　　　C2 型　　　　C3 型

图 2-10-9 胫腓骨骨折 AO 分型 C 型

3D 重建图 2-10-7

3D 重建图 2-10-8

3D 重建图 2-10-9

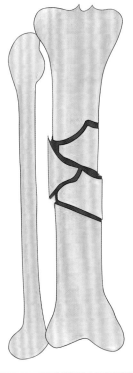

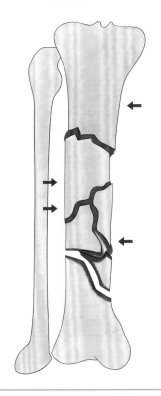

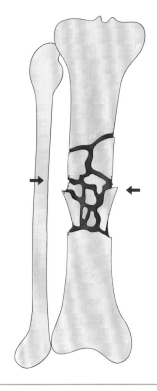

图 2-10-10　胫腓骨骨折 AO 分型 C1 型

图 2-10-11　胫腓骨骨折 AO 分型 C2 型

图 2-10-12　胫腓骨骨折 AO 分型 C3 型

二、治疗原则

(一)保守治疗

胫腓骨骨干骨折的治疗原则:①恢复小腿的长度和轴线;②重点处理胫骨骨折。主要固定方法是使用石膏和支具固定,主要适用于低能量损伤所致的闭合性简单骨折,骨折稳定、移位轻。手法复位可在麻醉下进行,患者取半卧位或仰卧位,膝关节屈曲 30°~40°,一名助手站于患肢外侧,用肘关节套住患肢腘窝部,另一名助手站于足部,一手握住前足,一手握住足踝部,用力相对拔伸牵引 3~5 分钟,矫正重叠畸形,然后医师用分骨夹挤或提按推挤的手法将骨折对位。

(二)手术治疗

对于保守治疗后出现再移位、多次闭合复位不满意时,应改为手术治疗。对于高能量损伤所致骨折、骨折移位明显、粉碎性骨折等,只要不存在手术禁忌证,均以手术治疗为宜。

1. **内固定术**　多用于胫骨近端及远端骨折,腓骨远端骨折通常也用钢板内固定术治疗。髓内钉内固定术为胫骨干骨折的主要内固定方式。

2. **外固定支架固定术**　多用于严重的开放性胫腓骨骨折的急诊处理;对于二期手术的患者,如果开放伤口的软组织条件允许的话,可能会二次更换为髓内钉或钢板内固定。

3. **骨牵引术**　目前在基层医院应用较多,多用于开放性骨折术前维持复位,以便待局部软组织条件改善后行二期手术治疗。

4. 植骨术　对于受伤时或其他原因造成骨缺损的伤者,医师需要找合适的时机行植骨术。

（张施展　周　弘）

第十一节　踝关节骨折

踝关节骨折是一种常见损伤,可有多种损伤机制和骨折模式。足踝部创伤虽然不危及生命,但可造成长期残障,这一点已形成共识。大多数踝关节骨折的损伤机制为踝部旋转损伤。损伤时踝部的姿势和外力的作用方向通常决定了骨折的类型。特殊情况,包括踝关节中立位时发生的严重外旋损伤,可导致下胫腓韧带联合损伤,偶尔合并高位腓骨骨折(Maisonneuve 骨折)。

一、分型

踝关节骨折有两种分型系统:Lauge-Hansen 分型和 Davis-Weber 分类。

Lauge-Hansen 分型较复杂,较难掌握,但能归纳 95%~98% 的踝关节骨折,其损伤机制是通过尸体研究,并由影像学证实的。Lauge-Hansen 分型的主要目的是通过损伤机制的建立,使骨折能够闭合复位。描述分类用两个词,第一个词为旋前或旋后,表明损伤时足的位置,第二个词包括内收、外展、外旋,表明距骨在踝穴中受暴力的方向。然而,大部分踝关节骨折时足是固定于地面,距骨是不动的,真实的运动是腿的内收或外旋而造成的距骨在踝穴中的相对运动。有趣的是,若损伤时足不是固定的,距骨可以自由的在踝穴中运动并脱出。Lauge-Hansen 分型独特的是分度,分度提示骨折发生时骨、韧带结构损伤的真实顺序。因此,如果是Ⅳ度骨折,那么Ⅰ~Ⅲ度骨折必然已发生,这样可以推测损伤情况,特别是韧带损伤的情况。

根据外踝骨折的位置,Danis-Weber 分类把踝关节骨折分为 A、B、C 3 类,该分型的特点是分型较简单,使用方便,但缺点是不能涵盖整个踝关节各种复杂改变。国际创伤学会(AO)进一步细化了 Danis-Weber 分类的 AO/OTA 分型法,提出了 AO 分型法,也称为 Davis-Weber 分类法。与 Lauge-Hansen 分型基于受伤机制导致的骨折形态学改变不同,Danis-Weber 分类和 AO 分型均是直接基于 X 线片中腓骨骨折线的位置与下胫腓联合的关系为基础进行分型的方法,主要根据腓骨骨折的高度、下胫腓联合及胫距关系进行区分,适于手术适应证的选择,实用、方便、易掌握。

(一) 踝关节骨折的 Lauge-Hansen 分型

1. 踝关节旋后(内翻)内收损伤　损伤时,足呈跖屈内收内翻位。内翻的距骨,使踝关节外侧韧带紧张。此型还可以分为 2 度(图 2-11-1)。

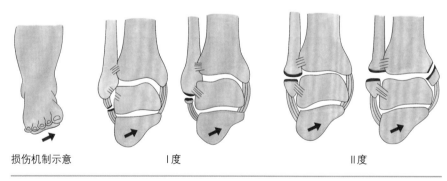

损伤机制示意　　　　Ⅰ度　　　　　　　　Ⅱ度

图 2-11-1　踝关节旋后内收损伤

(1) Ⅰ度:外踝撕脱骨折,或外侧韧带损伤(图 2-11-2、3D 重建图 2-11-1)。

(2) Ⅱ度:外踝骨折或外侧韧带撕裂,附加内踝骨折。由于内踝受内翻距骨的挤压作用,骨折线倾向垂直(图 2-11-3、3D 重建图 2-11-2)。

3D 重建图 2-11-1

3D 重建图 2-11-2

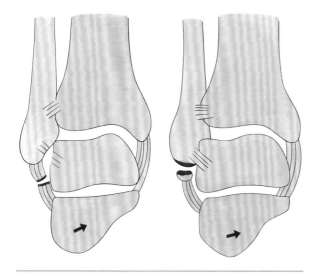

图 2-11-2　踝关节旋后内收损伤Ⅰ度

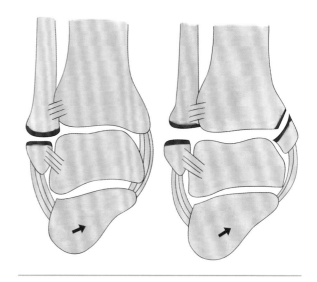

图 2-11-3　踝关节旋后内收损伤Ⅱ度

2. **踝关节旋后(内翻)外旋损伤**　由于损伤时患足呈跖屈内收内翻位,距骨外旋、胫骨内旋,因此在损伤初期三角韧带松弛,当距骨受力外旋,腓骨受到向外后推挤的伤力,下胫腓联合前韧带及三角韧带紧张。此型还可分为 4 度(图 2-11-4)。

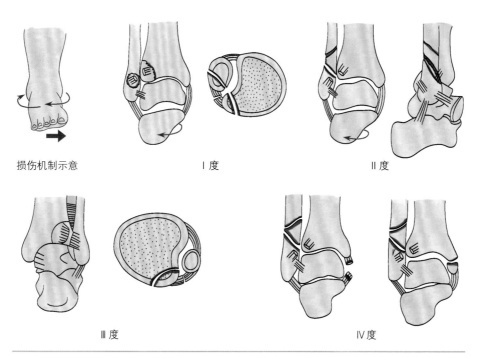

损伤机制示意　　　　　　Ⅰ度　　　　　　　　Ⅱ度

Ⅲ度　　　　　　　　　　Ⅳ度

图 2-11-4　踝关节旋后外旋损伤

（1）Ⅰ度：下胫腓联合前韧带撕裂，或韧带附着点撕脱骨折，或同时有骨间韧带损伤（图2-11-5、3D 重建图 2-11-3）。

（2）Ⅱ度：在Ⅰ度损伤的基础上再附加腓骨螺旋形骨折，骨折线自后上方斜向前下方（图2-11-6、3D 重建图 2-11-4）。

（3）Ⅲ度：在Ⅱ度损伤的基础上再附加下胫腓联合后韧带撕裂，或韧带在腓骨后结节附着点撕脱，或在胫骨附着点有撕脱骨折（图2-11-7、3D 重建图 2-11-5）。

（4）Ⅳ度：在Ⅲ度损伤的基础上附加内踝撕脱骨折或三角韧带撕裂。因为距骨的旋转，增加了三角韧带所受张力（图2-11-8、3D 重建图 2-11-6）。

3D 重建图 2-11-3

3D 重建图 2-11-4

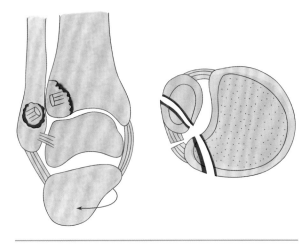

图 2-11-5　踝关节旋后外旋损伤Ⅰ度

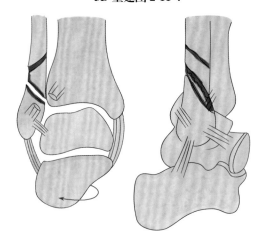

图 2-11-6　踝关节旋后外旋损伤Ⅱ度

3D 重建图 2-11-5

3D 重建图 2-11-6

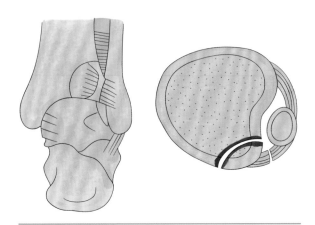

图 2-11-7　踝关节旋后外旋损伤Ⅲ度

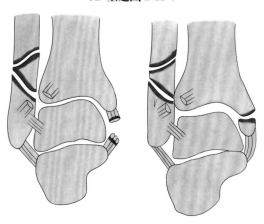

图 2-11-8　踝关节旋后外旋损伤Ⅳ度

3. 踝关节旋前(外翻)外旋损伤 伤足处于旋前位背屈外展(外翻)位,而距骨外旋,因此三角韧带首先被拉紧。本型亦可分为 4 度(图 2-11-9)。

(1) Ⅰ度:内踝撕脱骨折或三角韧带断裂(图 2-11-10、3D 重建图 2-11-7)。

(2) Ⅱ度:内踝损伤外,下胫腓联合前韧带和骨间韧带或韧带附着点撕脱骨折(图 2-11-11、3D 重建图 2-11-8)。

(3) Ⅲ度:除Ⅱ度损伤外,还伴有腓骨干螺旋形骨折。骨折线从前上方斜向后下方,即与旋后(内翻)外旋骨折相反(图 2-11-12、3D 重建图 2-11-9)。

(4) Ⅳ度:除Ⅲ度损伤外,还伴有下胫腓联合后韧带撕裂,或韧带附着点骨片撕脱(图 2-11-13、3D 重建图 2-11-10)。

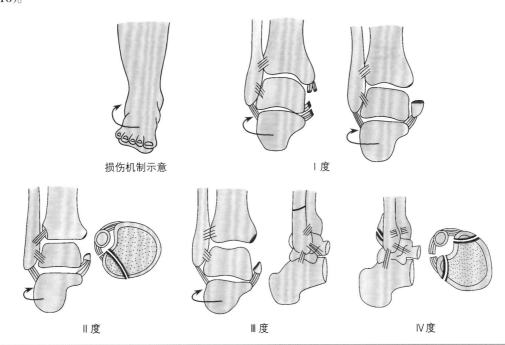

损伤机制示意　　　　　　　Ⅰ度

Ⅱ度　　　　　Ⅲ度　　　　　Ⅳ度

图 2-11-9 踝关节旋前外旋损伤

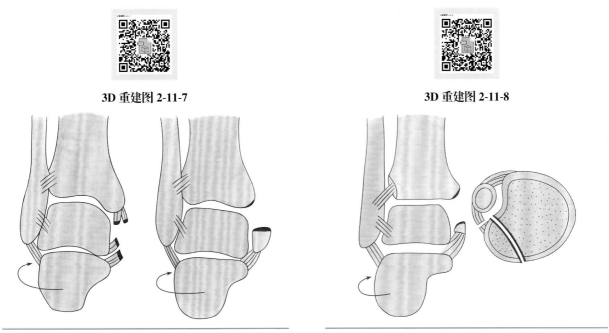

3D 重建图 2-11-7　　　　　　　　　　**3D 重建图 2-11-8**

图 2-11-10 踝关节旋前外旋损伤Ⅰ度　　　　　**图 2-11-11 踝关节旋前外旋损伤Ⅱ度**

3D 重建图 2-11-9

3D 重建图 2-11-10

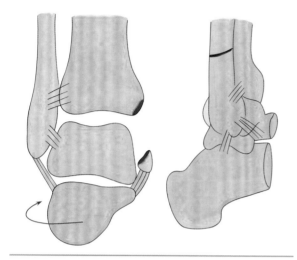

图 2-11-12　踝关节骨折旋前外旋损伤Ⅲ度

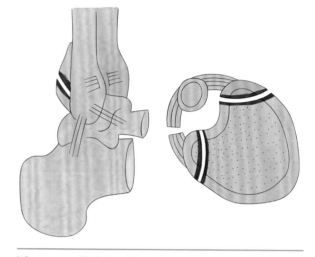

图 2-11-13　踝关节骨折旋前外旋损伤Ⅳ度

　　4. 踝关节旋前(外翻)外展损伤　伤足处于旋前位,而距骨是外展,三角韧带首先被拉紧。本型可分为 3 度(图 2-11-14)。

　　(1) Ⅰ度:内踝撕脱骨折或三角韧带断裂,类同旋前外旋Ⅰ度损伤(图 2-11-15、3D 重建图 2-11-11)。

　　(2) Ⅱ度:Ⅰ度损伤伴有下胫腓联合前、后韧带撕裂,或韧带附着点骨片撕脱,骨间韧带、骨间膜撕裂(图 2-11-16、3D 重建图 2-11-12)。

　　(3) Ⅲ度:除Ⅱ度损伤外,伴有腓骨干短斜形骨折。主要骨折线基本呈横行,常伴有三角形小骨片(图 2-11-17、3D 重建图 2-11-13)。

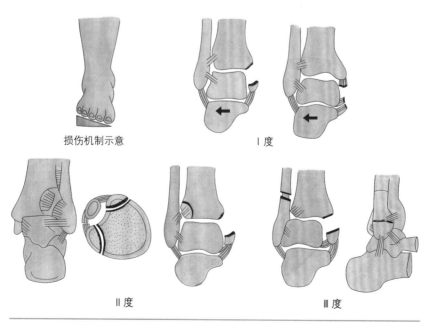

图 2-11-14　踝关节旋前外展损伤

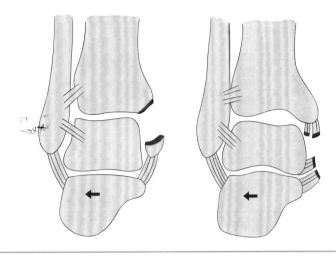

3D 重建图 2-11-11

图 2-11-15 踝关节旋前外展损伤Ⅰ度

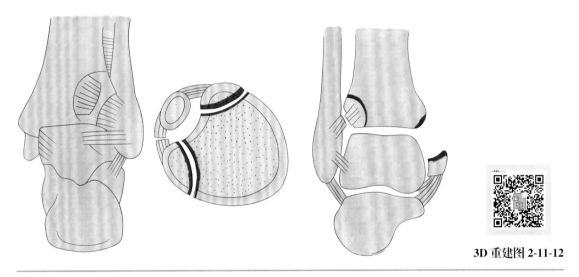

3D 重建图 2-11-12

图 2-11-16 踝关节旋前外展损伤Ⅱ度

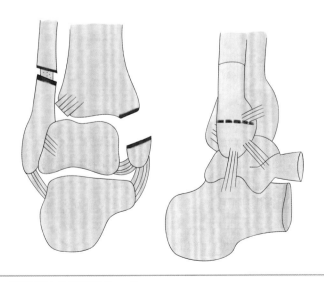

3D 重建图 2-11-13

图 2-11-17 踝关节旋前外展损伤Ⅲ度

5. **踝关节旋前(外翻)背屈损伤** 由于足处于外翻位同时踝关节背屈伤力所致。本型可分为4度(图 2-11-18)。

(1) Ⅰ度:胫骨内踝骨折(图 2-11-19、3D 重建图 2-11-14)。

(2) Ⅱ度:Ⅰ度损伤外还伴有胫骨前唇骨折(图 2-11-20、3D 重建图 2-11-15)。

(3) Ⅲ度:Ⅱ度损伤附加腓骨骨折(图 2-11-21、3D 重建图 2-11-16)。

(4) Ⅳ度:胫骨远端粉碎性骨折,骨折线进入踝关节关节腔(图 2-11-22、3D 重建图 2-11-17)。

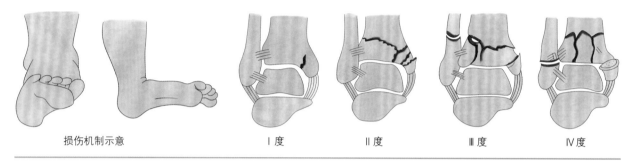

损伤机制示意　　　　　Ⅰ度　　　　　Ⅱ度　　　　　Ⅲ度　　　　　Ⅳ度

图 2-11-18　踝关节旋前背屈损伤

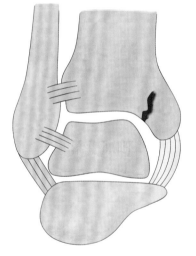

3D 重建图 2-11-14

图 2-11-19　踝关节旋前背屈损伤Ⅰ度

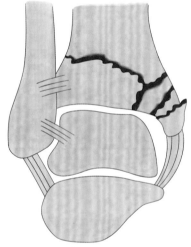

3D 重建图 2-11-15

图 2-11-20　踝关节旋前背屈损伤Ⅱ度

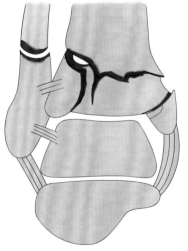

3D 重建图 2-11-16

图 2-11-21　踝关节旋前背屈损伤Ⅲ度

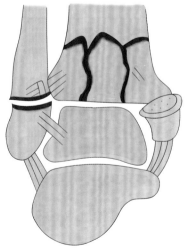

3D 重建图 2-11-17

图 2-11-22　踝关节旋前背屈损伤Ⅳ度

（二）踝关节骨折的 Davis-Weber 分型法

主要根据腓骨骨折高度、下胫腓联合及胫距关系分为 3 型（图 2-11-23）。

1. **A 型**　外踝骨折线在踝关节和下胫腓联合以下，下胫腓联合和三角韧带未损伤。如附有内踝骨折，骨折线几乎垂直。Weber 认为是由于距骨内翻伤力所致。

2. **B 型**　外踝在下胫腓联合平面骨折，可伴有内踝骨折或三角韧带损伤。由于距骨的外旋伤力所致。

3. **C 型**　腓骨在下胫腓联合近端骨折，伴下胫腓联合损伤，内侧伴有三角韧带损伤或内踝骨折。

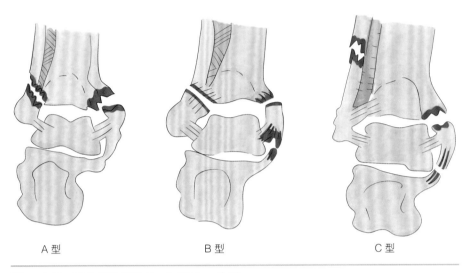

A 型　　　　　　　　　　B 型　　　　　　　　　　C 型

图 2-11-23　踝关节骨折的 Danis-Weber 分型

（三）按人名命名的踝关节骨折分类

1. **Pott 骨折**　腓骨近乎横形骨折，伴三角韧带损伤，距骨向外脱位。Pott 认为足受到外展伤力，但他未提下胫腓联合韧带损伤。

2. **Dupuytren 骨折**　高位 Dupuytren 骨折，指的是胫腓骨在下胫腓联合近端骨折（相当于外踝近端 6cm），伴下胫腓联合韧带撕裂，骨间膜撕裂；内踝或三角韧带断裂，同时距骨在踝穴内向外脱位。此损伤是受到外展暴力的结果。低位 Dupuytren 骨折，指的是腓骨在下胫腓联合处骨折，伴下胫腓联合前韧带撕裂，踝关节内侧存在内踝骨折或三角韧带撕裂，此类因外旋伤力造成。

3. **Maisonneuve 骨折**　远端胫腓韧带完整，外旋引起腓骨远端斜形骨折。如下胫腓联合前韧带断裂，外旋伤力可引起近端腓骨骨折。骨折位于腓骨近端或解剖颈，骨折线呈螺旋形。

4. **Wagstaffe（Lefort）骨折**　指外踝前缘的垂直骨折，认为是下胫腓联合前韧带或距腓前韧带在腓骨附着点的撕脱骨折，可以分成 3 种不同的类型。

（1）Ⅰ型：下胫腓联合前韧带和距腓前韧带附着点骨片撕脱骨折。

（2）Ⅱ型：腓骨于下胫腓联合前韧带附着点以下斜形骨折，伴韧带附着点骨折，Wagstaffe 认为由距骨撞击产生。

（3）Ⅲ型：下胫腓联合前韧带造成胫骨前结节撕脱骨折，腓骨亦骨折，如 Wagstaffe Ⅱ 型骨折。

5. **Tillaux 骨折**　指下胫腓联合前韧带撕脱胫骨附着点骨折。常在踝穴 X 线片中显示，或在摄踝关节内旋 45° 正位 X 线片中显示。

6. **Cotton 骨折**　Frederic J Cotton 在 1915 年称发现新的踝关节骨折类型。以胫骨后唇骨折为其特征，同时伴内外踝骨折，患足向后脱位。以后在 1932 年，Hendersen 称此为三踝骨折。实际上是指胫骨远端关节面后缘的骨折，伴距骨向后脱位。

7. **Bosworth 骨折**　指踝关节骨折脱位，腓骨近端骨折片向后移位交锁于胫骨后面，闭合复位常遭失败。

二、治疗原则

以恢复踝关节的结构及稳定性为原则,灵活选择治疗方案。

(一) 保守治疗

无移位的和无下胫腓联合分离的单纯内踝或外踝骨折,在踝关节内翻(内踝骨折时)或外翻(外踝骨折时)位石膏固定 6~8 周,固定期间可进行邻近关节的功能锻炼,预防肌肉萎缩和深静脉血栓形成。

(二) 手术治疗

1. 腓骨骨折 可采用克氏针张力带或螺钉固定腓骨远端骨折,而腓骨骨折的经典固定方法是 1/3 管形钢板或重建钢板固定。

2. 内踝骨折 主要的固定方法是各种螺钉,包括骨皮质螺钉、半螺纹拉力螺钉、空心拉力螺钉及 AO 踝螺钉等,也可用克氏针张力带、带细螺纹克氏针等固定。内踝骨折为前丘撕脱骨折时,应同时探查三角韧带深层,有损伤时应该修复。

3. 后踝骨折 在显露后踝骨折块并复位后从后向前用拉力螺钉固定,或钢板螺钉内固定。

4. 下胫腓联合损伤 维持下胫腓关节复位状态,在下胫腓关节上缘近端 2cm 范围内,从腓骨外侧向内侧钻孔后拧入一枚 3.5mm 全螺纹骨皮质螺钉,平行于胫骨远端水平关节面,螺钉置入应从后外侧斜向前内侧,与冠状面约成 30° 角,通过三层皮质。

(陈小亮　金　浩　韩　达)

第十二节　胫骨 Pilon 骨折

胫骨 Pilon 骨折指累及胫距关节面的胫骨远端骨折,常合并腓骨骨折和严重的软组织损伤。这一概念由法国放射学家 Destot 在 1911 年首次提出,Pilon 为法语,意指药剂师的杵棒,用以形容胫骨远端干骺端的形状。

Pilon 骨折的损伤机制主要包括三类:①足跖屈位损伤时,骨折块常位于胫骨后方(图 2-12-1A);②足中立位损伤时,胫骨远端前后方均发生骨折,呈 Y 形(图 2-12-1B);③足背屈位损伤时,骨折块常位于胫骨前方(图 2-12-1C)。

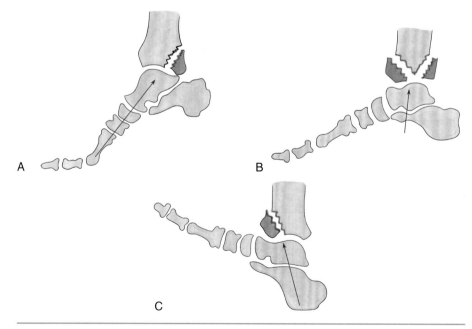

图 2-12-1　Pilon 骨折损伤机制分类
A. 足跖屈位损伤时,骨折块常位于胫骨后方;B. 足中立位损伤时,胫骨远端前后方均发生骨折,呈 Y 形;C. 足背屈位损伤时,骨折块常位于胫骨前方。

一、分型

(一) Ruedi-Augower 分型

1969 年 Ruedi 和 Augower 根据关节面和干骺端的移位及粉碎程度,将 Pilon 骨折分为三型(图 2-12-2)。

1. **I 型** 累及干骺端及关节面而无移位的劈裂骨折。
2. **II 型** 累及干骺端及关节面并有移位的劈裂骨折,但无粉碎。
3. **III 型** 累及干骺端及关节面的压缩性、粉碎性骨折。

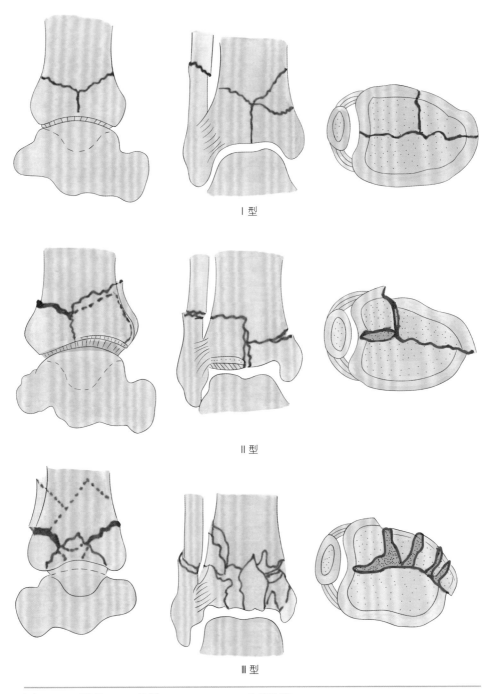

图 2-12-2 胫骨 Pilon 骨折 Ruedi-Augower 分型总览

（二）AO 分型

1990 年，AO 分型被提出后，经逐步演化，是目前临床最常用的骨折分型，AO 分型将胫骨远端骨折分为 3 型（图 2-12-3），其中 Pilon 骨折通常涉及 B、C 两型。

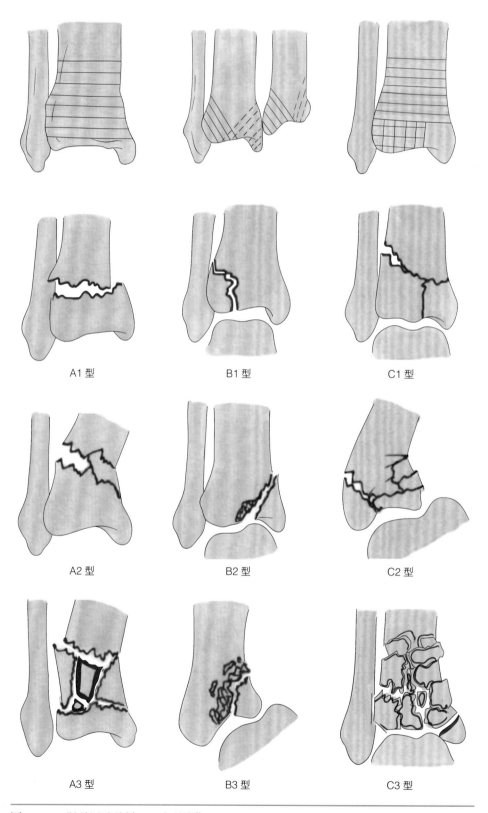

图 2-12-3　胫骨远端骨折 AO 分型总览

1. **A 型骨折**　胫骨远端关节外骨折。根据胫骨干骺端的粉碎性程度分为 A1 型：单纯的胫骨远端骨折（图 2-12-4、3D 重建图 2-12-1）；A2 型：粉碎性胫骨远端骨折（图 2-12-5、3D 重建图 2-12-2）；A3 型：严重的粉碎性胫骨远端骨折（图 2-12-6、3D 重建图 2-12-3）。

2. **B 型骨折**　部分关节内骨折，一部分关节面仍与胫骨干相连。根据关节面的粉碎程度可分为 B1 型：单纯经关节面劈裂，但无移位型骨折（图 2-12-7、3D 重建图 2-12-4）；B2 型：经关节面劈裂，完全移位型骨折（图 2-12-8、3D 重建图 2-12-5）；B3 型：主要骨折线位于冠状面，后踝较大游离骨块的劈裂骨折（图 2-12-9、3D 重建图 2-12-6）。

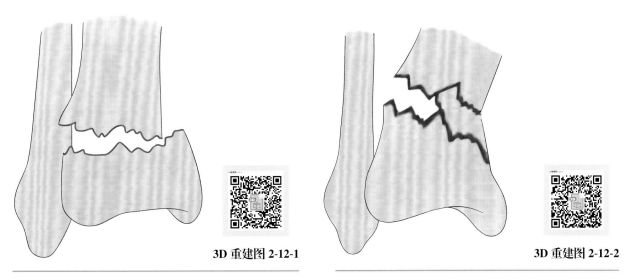

3D 重建图 2-12-1

3D 重建图 2-12-2

图 2-12-4　胫骨远端骨折 AO 分型 A1 型

图 2-12-5　胫骨远端骨折 AO 分型 A2 型

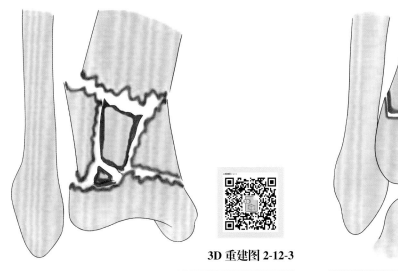

3D 重建图 2-12-3

图 2-12-6　胫骨远端骨折 AO 分型 A3 型

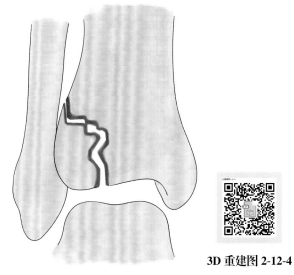

3D 重建图 2-12-4

图 2-12-7　胫骨远端骨折 AO 分型 B1 型

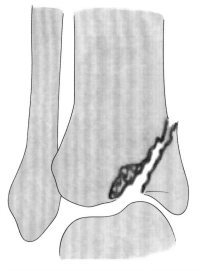

3D 重建图 2-12-5

图 2-12-8　胫骨远端骨折 AO 分型 B2 型

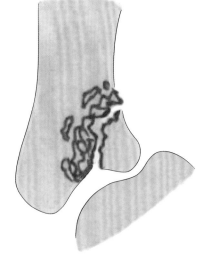

3D 重建图 2-12-6

图 2-12-9　胫骨远端骨折 AO 分型 B3 型

3. C 型骨折　累及关节面的完全干骺端骨折。根据胫骨干骺端和关节面的粉碎程度分为 C1 型：无粉碎和压缩的单纯关节面和干骺端骨折（图 2-12-10、3D 重建图 2-12-7）；C2 型：干骺端存在粉碎性和压缩骨折，但关节面为单纯骨折（图 2-12-11、3D 重建图 2-12-8）；C3 型：干骺端和关节面完全粉碎和压缩的骨折（图 2-12-12、3D 重建图 2-12-9）。

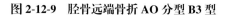
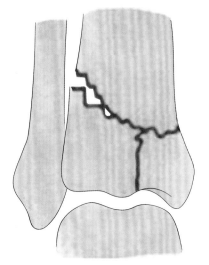

3D 重建图 2-12-7

图 2-12-10　胫骨远端骨折 AO 分型 C1 型

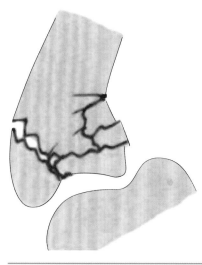

3D 重建图 2-12-8

图 2-12-11　胫骨远端骨折 AO 分型 C2 型

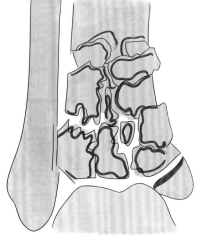

3D 重建图 2-12-9

图 2-12-12　胫骨远端骨折 AO 分型 C3 型

二、治疗原则

(一) 保守治疗

骨折移位不明显、对功能要求不高及伴有其他严重损伤不允许行手术者。

(二) 手术治疗

关节骨折移位超过 2mm、骨折不稳定、骨折对线不良、伴有血管损伤的骨折和开放性骨折。

1. 治疗时机的选择

(1) 早期手术:指手术在伤后 24 小时内完成,Pilon 骨折适合早期手术者不多,主要适用于软组织损伤轻微的骨折类型。

(2) 延期手术:通常在伤后 7~10 天进行,此时软组织肿胀应已充分消退,所有需要切开整复关节骨折的手术,原则上均应行延期或分期手术。

(3) 分期手术:指在伤后尽早进行初期手术,如通过早期骨牵引或外固定支架先恢复骨折长度及对线。然后通常在 1~3 周后,等软组织修复后,再进行最终的内固定手术,主要适用于开放性骨折和 AO 分型中的 C2 型、C3 型和部分 A3 型和 B3 型等情况。

2. 内固定的选择

(1) 锁定钢板:用于严重粉碎的干骺端骨折、骨质疏松患者。

(2) 解剖钢板:既适用于 B 型骨折也适用于 C 型骨折。

(3) 中和钢板:主要适用于 B 型骨折。

3. 手术方式的选择

(1) B1 型、B2 型骨折可采用支撑钢板固定,B3 型骨折则采用锁定支撑钢板固定为好。

(2) C1 型、C2 型骨折采用锁定钢板或普通双钢板固定。

(3) C3 型骨折采用锁定钢板、普通双钢板或外固定架结合有限固定。

(4) 应用普通钢板固定 C3 型骨折要注意具有良好的钢板塑形能力。

B 型骨折只需要 1 块钢板;C 型骨折有明显的干骺端粉碎,通常需要同时应用前外侧和内侧胫骨远端钢板,由于内侧皮肤较薄,单独使用前外侧锁定钢板可以不再加用内侧钢板。由于局部软组织条件不允许而不能使用支撑钢板的,可以使用锁定钢板进行固定,可以不直接放在需要支撑的骨折处,而是放在对侧,依靠锁定钉来提供稳定固定。

(艾山江　陈保君　孙亭方)

第十三节　跟骨骨折

据统计,跟骨骨折占全身骨折的 2%,而在跗骨骨折中占有 60% 的高比例。跟骨的形态非常复杂,有 4 个关节面:跟距后关节面是跟骨最大的关节面,是跟骨最主要的负重关节面;跟距中关节面位于跟骨的前内侧,通常与其前外侧的跟距前关节面相融合,对距骨起支撑作用;跟骰关节面位于距骨的前方,是后足与中足的枢纽。因此,跟骨骨折多为关节内骨折,占跟骨骨折的 70% 以上。跟骨的关节内骨折目前主要有依据 CT 表现的 Sanders 分型和依据 X 线片表现的 Essex-Lopresti 分型。跟骨的关节外骨折是指骨折线不波及跟距下关节面的骨折,目前尚无系统分型,分为跟骨前突骨折、跟骨结节骨折、跟骨载距突骨折和不累及跟距下关节面的体部骨折。

一、分型

(一) AO/OTA 分型

AO/OTA 的系统分型:A 型为关节外骨折,B 型为部分关节内骨折,C 型为关节内骨折,没有进一步再分亚型,仅用于学术交流,无临床指导意义(图 2-13-1)。

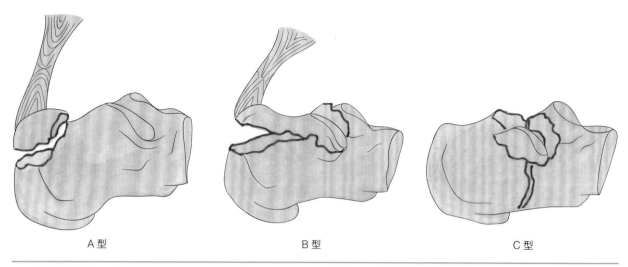

A 型　　　　　　　　　　　　　B 型　　　　　　　　　　　　　C 型

图 2-13-1　跟骨骨折 AO/OTA 分型总览

(二) Sanders 分型

Sanders 分型是目前最常用的跟骨骨折分型,该分型基于 Soeur 和 Remy 的跟骨三柱理论,由 Sanders 于 1993 年提出,依据跟骨的 CT 冠状位扫描,将跟距后关节面最宽处分为内、中、外三个相等的柱,以骨折块的数量和位置分型。该分型应用较为简单,对跟骨骨折的暴力程度判断、预后预测均有重要意义。Sanders 分型关注的重点在于跟距后关节面的骨折情况,而该处的骨折也是跟骨骨折处理的重点,在手术中医师需要分层复位跟距后关节面的骨折块,Sanders 分型能指导手术过程中的固定方法及顺序(图 2-13-2)。

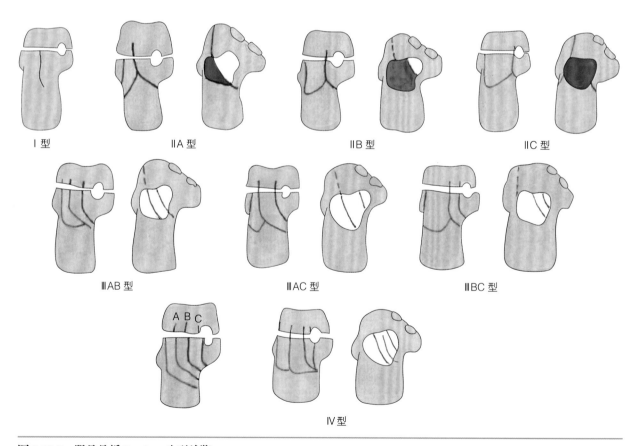

Ⅰ 型　　　　　　　　ⅡA 型　　　　　　　　ⅡB 型　　　　　　　　ⅡC 型

ⅢAB 型　　　　　　　　ⅢAC 型　　　　　　　　ⅢBC 型

Ⅳ 型

图 2-13-2　跟骨骨折 Sanders 分型总览
A:外侧;B:中央;C:内侧。

在 Sanders 分型系统中,将跟距下关节面骨折块间分离或 >2mm 台阶定义为移位,具体分型如下。

1. **I 型** 无跟距后关节面骨折块移位,不考虑骨折块的数目。绝大多数患者可通过保守治疗获得满意的预后(图 2-13-3、3D 重建图 2-13-1)。

2. **II 型** 跟距后关节面的两部分骨折,根据主要骨折线的位置可进一步分 3 个亚型(图 2-13-4、3D 重建图 2-13-2)。

(1) II A 型:骨折线偏外侧,形成大的外侧骨块。

(2) II B 型:骨折线位于跟距后关节面的中央。

(3) II C 型:骨折线偏内侧,形成载距突骨块。

3. **III 型** 跟距后关节面的三部分骨折,根据骨折线分为 III AB、III AC 和 III BC3 个亚型,即 III 型的不同组合。该型骨折术后即使达到解剖复位,部分患者远期也可能因创伤性关节炎、韧带损伤等难以达到满意的预后(图 2-13-5、3D 重建图 2-13-3)。

4. **IV 型** 四部分的粉碎性骨折。手术难以达到解剖复位,据报道,70% 的患者预后较差(图 2-13-6、3D 重建图 2-13-4)。

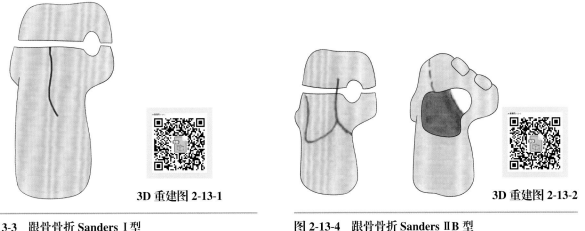

3D 重建图 2-13-1

3D 重建图 2-13-2

图 2-13-3　跟骨骨折 Sanders I 型

图 2-13-4　跟骨骨折 Sanders II B 型

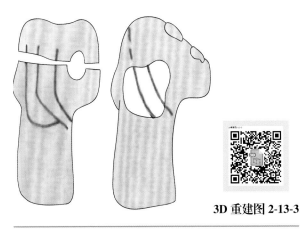

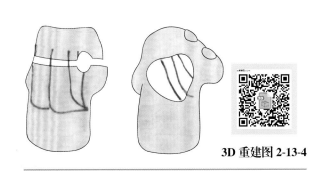

3D 重建图 2-13-3

3D 重建图 2-13-4

图 2-13-5　跟骨骨折 Sanders III AB 型

图 2-13-6　跟骨骨折 Sanders IV 型

（三）Essex-Lopresti 分型

在 X 线片上分析跟骨骨折时的暴力机制,跟骨骨折的形态有一定的规律性,距骨撞击跟骨后在 Gissane 角的底部形成一条斜向后下的原始骨折线,跟骨分裂为前内侧的载距突骨块和后外侧的跟骨结节骨块。该骨折线几乎存在于所有的跟骨关节内骨折中。随后,依据暴力的传导,跟骨骨折出现继发的形态变化:暴力向后传导压缩跟距后关节面;或暴力向下传导形成舌形骨折块(图 2-13-7)。

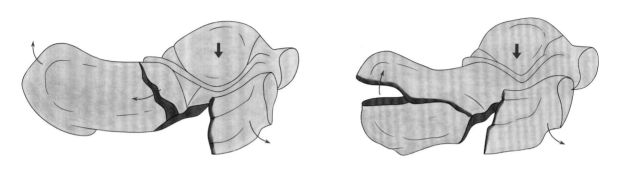

图 2-13-7　跟骨骨折 Essex-Lopresti 分型

（四）关节外骨折

1. **跟骨前突骨折**　跟骨关节处受到强烈的内翻力或挤压力形成的该处撕脱性骨折或压缩骨折。
2. **跟骨结节骨折**　跟腱撕脱造成,多见于糖尿病患者和骨质疏松性骨折。
3. **Beavis 分型**(图 2-13-8)
(1) Ⅰ型:跟腱附着一块薄的骨皮质。
(2) Ⅱ型:骨折线斜行通过跟骨结节上方,跟腱附着于骨折上。
(3) Ⅲ型:跟腱滑囊下方的撕脱骨折。
4. **载距突骨折**　足内翻时暴力导致的骨折,在跟骨轴位 X 线片中可见。
5. **不累及跟距后关节面的跟骨体部骨折**。

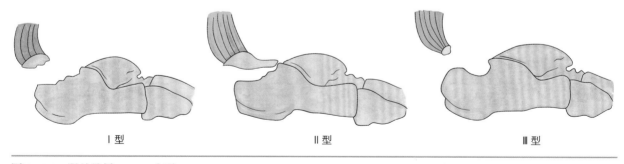

Ⅰ型　　　　　　Ⅱ型　　　　　　Ⅲ型

图 2-13-8　跟骨骨折 Beavis 分型

二、治疗原则

（一）保守治疗

无移位的骨折(Sanders Ⅰ型)通常采用保守治疗。移位骨折,但围手术期危险因素很高的患者也可以考虑非手术治疗。吸烟、控制不佳的糖尿病、周围神经病或有严重内科疾病是手术治疗的相对禁忌证。

（二）手术治疗

1. **闭合撬拨复位治疗**　在 C 臂透视下,在跟腱止点处平行插入 2 枚粗克氏针,针端达后关节面下方后屈膝、踝跖屈位,将塌陷的后关节面撬起。有跟骨变宽的需做双侧挤压。通过侧位及轴位透视检查位置满意后,用克氏针及石膏固定。6 周后去除克氏针和石膏,练习踝关节活动。

2. 切开复位内固定术 手术治疗的指征是后关节面移位明显的骨折、鸟嘴样骨折(跟骨结节撕脱骨折)。虽然关节面骨折块无明显移位,但跟骨体骨折移位较大,为减少晚期并发症,也应行切开复位内固定。

3. 微创切开复位解剖钢板、加压骨栓内固定 传统手术采用 L 形切口,切口皮肤坏死及感染率较高,且传统的内固定器械不能对跟骨骨折进行充分加压并有效恢复跟骨宽度。现多采用跗骨窦切口微创手术治疗。

4. 关节融合术 对于严重粉碎性骨折,手术难以达到关节面解剖复位,非手术治疗又极有可能遗留跟骨畸形者,在恢复跟骨外形的同时,可行距下关节融合术。

(谢 卯 李 锐)

第十四节 距 骨 骨 折

一、分型

(一) 距骨头骨折

距骨头骨折占距骨损伤的 5%~10%。通常为在足部跖屈的情况下受到轴向暴力所致,或是在足部极度背屈时距骨头与胫骨前方相撞击导致骨折。虽然 X 线片可以清晰地显示骨折,但 CT 扫描对确诊骨折和评估移位常常是必要的。移位的距骨头骨折常采用前内侧入路,经胫前肌内侧进行切开复位和内固定。用半螺纹骨松质拉力螺钉或全螺纹无螺帽的压力螺钉固定距骨头骨折。距骨头部节段性缺血坏死的发生率高达 10%,如出现退行性关节病变,可行距舟关节融合术。

(二) 距骨颈骨折 Hawkins 分型

Hawkins 把距骨颈骨折分为 4 型(图 2-14-1)。

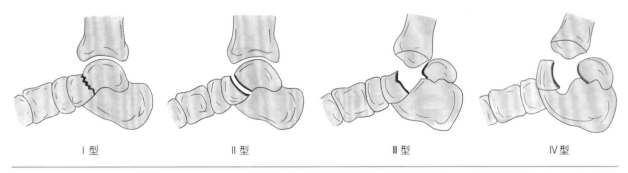

| I 型 | II 型 | III 型 | IV 型 |

图 2-14-1 距骨颈骨折 Hawkins 分型总览

1. Hawkins I 型 无移位的距骨颈部骨折。临床上较少发生距骨坏死,骨折一般可完全愈合,较少发生继发性关节炎(图 2-14-2、3D 重建图 2-14-1)。

2. Hawkins II 型 移位的距骨颈部骨折合并距下关节脱位或半脱位。需手术切开复位固定,临床统计其坏死发生率可达 42%(图 2-14-3、3D 重建图 2-14-2)。

3. Hawkins III 型 移位的距骨颈部骨折,距骨体完全脱出、距下关节脱位。需手术切开复位固定,临床统计其坏死发生率可达 75% 以上(图 2-14-4、3D 重建图 2-14-3)。

4. Hawkins IV 型 距骨颈移位骨折,合并胫距、距下及距舟关节的半脱位或全脱位,该型骨折的坏死发生率几乎为 100%(图 2-14-5、3D 重建图 2-14-4)。

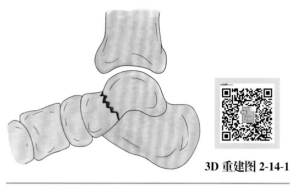

3D 重建图 2-14-1

图 2-14-2   距骨颈骨折 Hawkins Ⅰ型

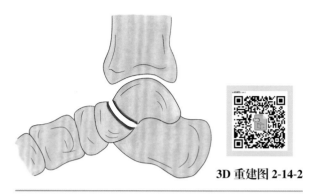

3D 重建图 2-14-2

图 2-14-3   距骨颈骨折 Hawkins Ⅱ型

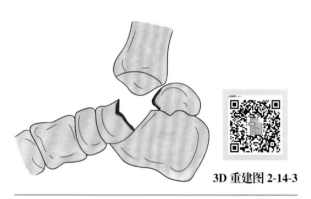

3D 重建图 2-14-3

图 2-14-4   距骨颈骨折 Hawkins Ⅲ型

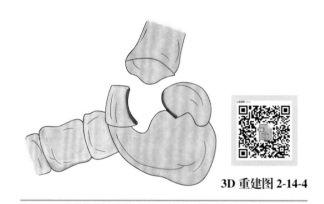

3D 重建图 2-14-4

图 2-14-5   距骨颈骨折 Hawkins Ⅳ型

（三）距骨体骨折 Sneppen 分型

Sneppen 1977 年把距骨体部骨折分为 5 型。

1. **Ⅰ型**   距骨滑车关节面的经软骨骨折。通常被称为骨软骨炎（osteochondritis dissecans，OCD），一般认为是邻近关节表面受力冲击的结果，最终导致了关节软骨和软骨下骨的损伤。

2. **Ⅱ型**   距骨体冠状面、矢状面或水平面的骨折，距骨体无脱位者坏死发生率约为 25%，合并脱位者坏死发生率则可高达 50%。

3. **Ⅲ型**   距骨后突骨折。距骨后突由后外侧和后内侧结节组成，其间为长屈肌腱沟。后内侧结节（posterior medial tubercle of the talus，PMTT）骨折较后外侧结节骨折更为常见。距骨后突骨折的常见损伤机制是踝关节强迫过度跖屈导致胫骨与跟骨挤压，常见于芭蕾舞演员及足球运动员等经常需要跖屈的人群。

4. **Ⅳ型**   距骨体外侧突骨折。距骨体外侧突骨折约占所有累及踝关节骨折的 34%，因高发于滑雪运动员也被称为"滑雪者骨折"，这与其足部过度背屈同时外翻或外旋的受伤机制相关。距骨体外侧突骨折容易漏诊，原因在于其 X 线表现可能很轻微，且外科医师经常缺少相关概念。该损伤容易与踝关节外侧韧带损伤相混淆，皆表现为跗骨窦区域的肿胀疼痛，因此急诊诊断时有条件的患者可以考虑进行前抽屉试验加以鉴别。

5. **Ⅴ型**   距骨体压缩、粉碎性骨折，粉碎较重者缺血性坏死及创伤性关节炎发生率很高。

二、治疗原则

(一) 距骨颈骨折治疗原则

1. 保守治疗 对于距骨颈 Hawkins Ⅰ型骨折,即无移位骨折,用小腿石膏固定 8~12 周即可,但 4~6 周内不可负重,以防发生无菌性坏死。对于距骨颈 Hawkins Ⅱ型骨折,由于此型骨折移位较轻,一般采用手法复位即可,手法复位失败者约占 50%,手法复位失败者可以采取手术复位。

2. 手术治疗 对于距骨颈 Hawkins Ⅲ型和Ⅳ型骨折,由于这两型骨折移位严重,约有 25% 为开放伤,须行清创手术,同时复位。闭合性骨折可行跟骨结节骨牵引,使踝穴间隙增大后,通过手法整复。对移位严重手法整复困难者,可行开放复位,用加压螺钉固定。

(二) 距骨体骨折治疗原则

1. 保守治疗 对没有移位的距骨体 Sneppen Ⅰ型和Ⅱ型骨折可采取保守治疗,短腿前后托石膏固定。小的和无移位的距骨体 Sneppen Ⅲ型骨折通常需要踝跖屈 10°,内翻 5°短腿石膏固定 6 周,并且进行早期活动以避免潜在的长屈肌腱粘连并发症。小的或无移位的距骨体 Sneppen Ⅳ型骨折可以用石膏固定并免负重 6~8 周,伤后 6 个月以上仍然存在疼痛的患者应该进行切开或关节镜检查。距骨后结节骨折若无移位或为微小移位,也多采用非手术治疗,8~12 周后可根据骨折愈合情况进行非负重关节锻炼。

2. 手术治疗 对于保守治疗无效、骨折移位超过 2mm 或骨折块较大的患者建议采用切开复位内固定术治疗,尤其是距骨体 Sneppen Ⅴ型骨折患者,由于存在粉碎性骨折或明显累及关节,建议手术摘除碎骨块。有研究显示,切开复位内固定术或摘除移位骨块相较于保守治疗具有更好的疗效。粉碎性或受累范围广的距骨骨折,手术入路通常需要选择双入路,以前内侧 + 前外侧入路为首选。如果在距骨顶或距骨后突复位时存在任何问题,都应当考虑内踝截骨。术后需要支具固定 3 周并禁止负重 8~12 周。使用石膏或支具保持踝关节于背屈中立位,以保证距骨滑车顶部复位,并尽可能减少前部瘢痕组织形成。术后第 2 周可进行轻微的非负重的距下关节和踝关节活动。负重需在 12 周后进行。

(陈述伟　孙玉东)

第十五节　中足骨折与脱位

中足由舟骨、骰骨、3 块楔骨及背侧、跖侧和骨间韧带等结构组成,其涉及关节包括跗横关节(Chopart 关节)即距舟和跟骰关节、跖跗关节(Lisfranc 关节)和跗骨间关节,其中跗横关节为中足的近端关节,跖跗关节为中足的远端关节。本节主要介绍足舟骨体部骨折和跗跖关节骨折脱位。

一、分型

(一) 足舟骨体部骨折 Sangeorzan 分型
Sangeorzan 将足舟骨体部骨折分为 3 型(图 2-15-1)。

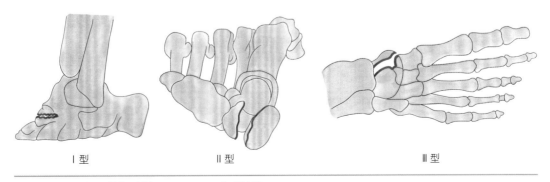

Ⅰ型　　　　　　　　Ⅱ型　　　　　　　　Ⅲ型

图 2-15-1　足舟骨体部骨折 Sangeorzan 分型总览

1. **Ⅰ型**　骨折平面为横面,背侧骨块较大,但通常小于足舟骨体的 50%,容易获得满意复位(图 2-15-2、3D 重建图 2-15-1)。

2. **Ⅱ型**　为足舟骨体部的骨折脱位,常由内翻暴力所致,内侧骨折块向背内侧移位,前足内收,内侧柱变短(图 2-15-3、3D 重建图 2-15-2)。

3. **Ⅲ型**　为足舟骨体部的粉碎性骨折,伴有楔舟关节破坏(图 2-15-4、3D 重建图 2-15-3)。

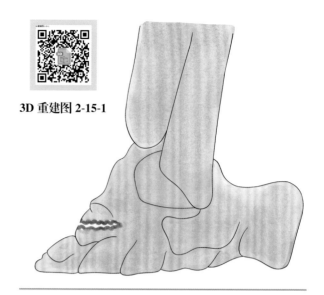

3D 重建图 2-15-1

图 2-15-2　足舟骨体部骨折 Sangeorzan Ⅰ型

3D 重建图 2-15-2

3D 重建图 2-15-3

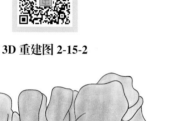

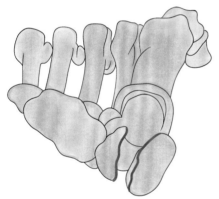

图 2-15-3　足舟骨体部骨折 Sangeorzan Ⅱ型

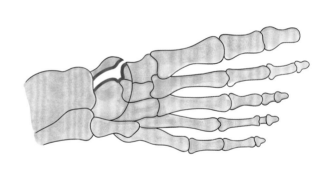

图 2-15-4　足舟骨体部骨折 Sangeorzan Ⅲ型

(二) 跗跖关节骨折脱位的 Myerson 分型

跗跖关节又称为 Lisfrance 关节,是联结前足和中足的复杂结构,是由跖骨、楔骨和骰骨及其间相应的关节组成的多关节系统。Myerson 将跗跖关节的骨折脱位分为 3 型(图 2-15-5)

1. **A 型损伤**　包括 5 块跖骨的移位,伴有或不伴有第 2 跖骨基底部骨折。常见的移位是外侧或背外侧。跖骨作为一个整体移位,这一类型损伤常称为同侧性损伤(图 2-15-6、3D 重建图 2-15-4)。

2. **B 型损伤**　在 B 型损伤中,一个或多个关节仍然保持完整。B1 型损伤为内侧移位,有时累及楔间或楔舟关节;B2 型损伤为外侧移位,可累及第 1 楔跖关节(图 2-15-7、3D 重建图 2-15-5)。

3. **C 型损伤**　C 型损伤为分裂性损伤,可以是部分(C1 型)或全部损伤(C2 型)。这类损伤通常是高能量损伤,伴有明显的肿胀,易于发生并发症,特别是骨筋膜隔室综合征(图 2-15-8、3D 重建图 2-15-6)。

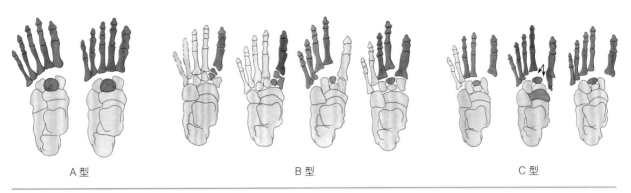

A 型　　　　　　　　　B 型　　　　　　　　　C 型

图 2-15-5　跖跗关节骨折脱位 Myerson 分型总览

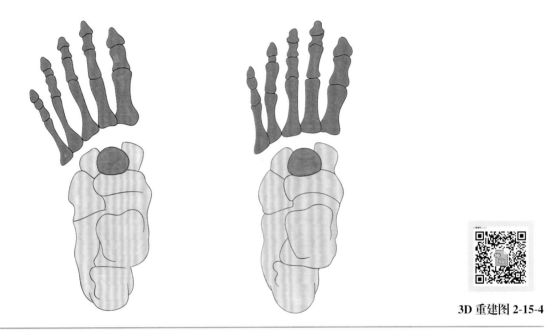

3D 重建图 2-15-4

图 2-15-6　跖跗关节骨折脱位 Myerson A 型

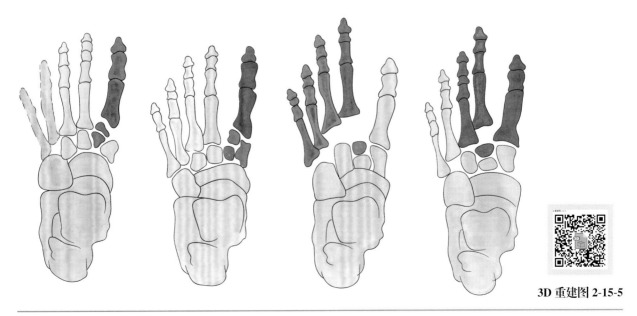

3D 重建图 2-15-5

图 2-15-7　跖跗关节骨折脱位 Myerson B 型

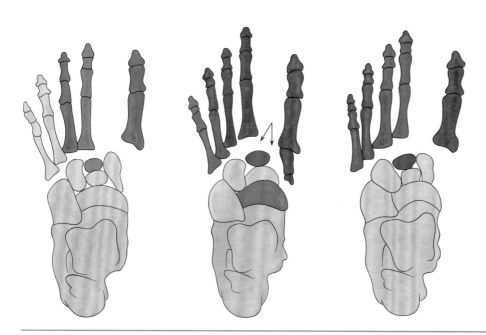

3D 重建图 2-15-6

图 2-15-8　跗跖关节骨折脱位 Myerson C 型

二、治疗原则

（一）足舟骨体部骨折的治疗

对于无移位的骨折,采用单纯石膏外固定效果良好;对于有移位的骨折,应进行复位,但复位后不稳定,极易再脱位,可用克氏针穿过楔骨、舟骨骨折片,与距骨头行内固定。骨折块过大时,可用螺钉固定。损伤严重者亦可采用手术切开复位、植骨固定舟楔关节。

（二）跗跖关节骨折脱位的治疗

成功治疗跗跖关节骨折脱位的关键是恢复受累关节的解剖对线。非移位损伤(即移位 <2mm)可采用保守治疗,可用非负重短腿石膏固定 6 周,然后用负重石膏固定直至骨折愈合;移位骨折则应该行手术治疗。

（宋谋珂　谭　震）

参 考 文 献

［1］　陈孝平,汪建平,赵继宗.外科学［M］.9 版.北京:人民卫生出版社,2018:655-681.

［2］　滕芳,滕燕,豆敏,等.人工股骨头置换术与股骨近端防旋髓内钉内固定术治疗老年粗隆间骨折的临床疗效分析［J］.西北国防医学杂志,2021,42（1）:43-47.

［3］　裴福兴,陈安民.骨科学［M］.北京:人民卫生出版社,2016:256-302.

［4］　杨大威.股骨转子间骨折的研究进展［J］.创伤外科杂志,2020,22（12）:959-961.

［5］　孙哲,刘绍灵,邓进.股骨转子下骨折的治疗进展［J］.创伤外科杂志,2018,20（5）:396-398.

［6］　胥少汀,葛宝丰,卢士壁.实用骨科学［M］.4 版.郑州:河南科学技术出版社,2018:920-1086.

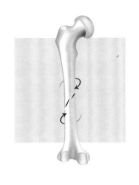

第三章

脊柱骨折与脱位

第一节　颈椎骨折与脱位

一、寰椎骨折

(一) 寰椎骨折 Levine-Edwards 分型

1. **I 型**　后弓骨折(图 3-1-1、3D 重建图 3-1-1)。寰椎后弓的骨折机制为颈椎过伸,同时伴有轴向重力作用,使颈椎后弓在枕骨后缘与枢椎棘突之间被挤压。后弓骨折常为双侧,骨折线分别位于后弓与两侧块交界部位。大约超过 50% 的寰椎后弓骨折合并有其他骨折,如 II 型或 III 型枢椎齿突骨折、C_2 的创伤性滑脱,或枕骨髁骨折。

2. **II 型**　侧块骨折(图 3-1-2、3D 重建图 3-1-2)。当颅骨向颈椎轴向传导的暴力不正时,应力可能作用于一侧,导致一侧寰椎侧块骨折。此型骨折可伴有横韧带附着点的脱离致横韧带失去生理作用,出现寰枢关节不稳。

3. **III 型**　Jefferson 骨折或爆裂骨折(图 3-1-3、3D 重建图 3-1-3)。由颅

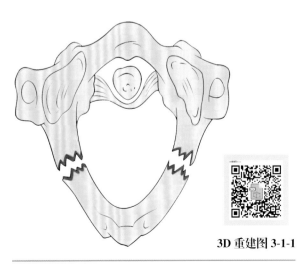

3D 重建图 3-1-1

图 3-1-1　寰椎骨折 Levine-Edwards I 型

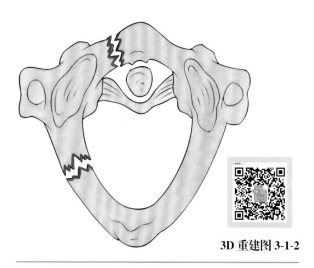

3D 重建图 3-1-2

图 3-1-2　寰椎骨折 Levine-Edwards Ⅱ型

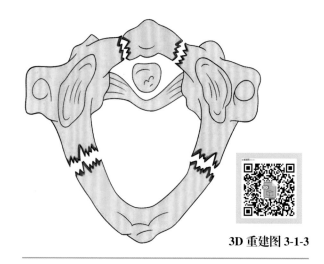

3D 重建图 3-1-3

图 3-1-3　寰椎骨折 Levine-Edwards Ⅲ型

骨向颈椎传导的轴向暴力转化为水平应力引起。如有横韧带断裂,为不稳定骨折;如没有横韧带断裂,则为稳定骨折。在颈椎张口位 X 线片上,两侧侧块移位总和大于 6.9mm 则表示有寰椎横韧带断裂。

（二）治疗原则

1. 稳定性寰椎骨折的治疗选择　无移位的前弓单处骨折或后弓骨折可通过颈椎外固定 10~12 周而得到有效治疗。颈椎外固定的方法可采用硬围领或头颈胸支具。

2. 不稳定性寰椎骨折的治疗选择　不稳定性寰椎骨折包括前弓两处骨折、前后弓同时骨折及侧块骨折。不伴有横韧带断裂的不稳定性寰椎骨折建议采用头颈胸支具或 Halo 支具对颈部进行 10~12 周的制动;伴有横韧带断裂的不稳定性寰椎骨折建议采用 Halo 支具对颈部进行 10~12 周的制动,或手术固定融合。

3. 手术治疗选择建议　对于寰椎爆裂骨折、侧块矢状劈裂骨折可采用寰椎单椎节复位固定术;对于颈椎制动未愈合或不宜行寰椎单椎节复位固定的患者可行寰枢固定融合术;导致寰枕关节破坏或不宜行上述手术者建议行颈枕固定融合术;对于行寰枢椎固定融合术者,固定方式宜选用寰枢椎经关节螺钉技术或寰枢椎钉棒固定技术;入路可选择前入路或后入路;70 岁以上的老年人不推荐采用 Halo 支具固定治疗;在选择治疗方式时,除了考虑骨折类型与稳定性外,也要考虑医院的条件、医师所熟悉的治疗方式及患者的意愿。

二、枢椎齿突骨折

（一）枢椎齿突骨折 Anderson-D'Alonzo 分型（图 3-1-4）

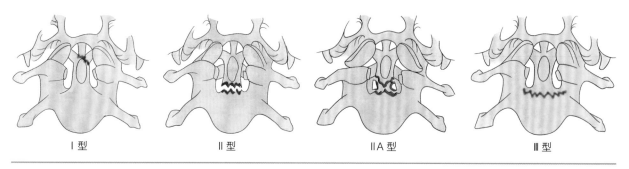

Ⅰ型　　　　Ⅱ型　　　　ⅡA 型　　　　Ⅲ型

图 3-1-4　枢椎齿突骨折 Anderson-D'Alonzo 分型总览

1. **Ⅰ型** 齿突尖部骨折(图 3-1-5、3D 重建图 3-1-4)。齿突尖部翼状韧带附着部的斜形骨折,此型最少见,约占 4%,为齿突尖及翼状韧带被牵拉所致的骨折。此类骨折须与齿突尖部第二骨化中心未融合相鉴别,骨折线通常较锐利可以鉴别。该骨折为稳定骨折,给予围领制动或 Halo-vest 支具固定效果很好。

2. **Ⅱ型** 齿突与椎体结合部骨折(图 3-1-6、3D 重建图 3-1-5)。此型骨折最常见,约占 65%。常明显向前或向后移位,而且由于齿突头侧的韧带作用,使骨折发生轻微分离。

3. **ⅡA 型** 在部分Ⅱ型齿突骨折中,骨折区域不止有一个碎骨片,这些碎骨片对闭合复位影响较大,可影响齿突骨折的愈合,这种骨折亚型被称为ⅡA 型。

4. **Ⅲ型** 枢椎体部骨折(图 3-1-7、3D 重建图 3-1-6)。此型骨折为稳定骨折,约占 31%。此型骨折骨松质较多,且血供较好,较少发生不愈合,90% 的患者仅需外部支具固定治疗。

3D 重建图 3-1-4

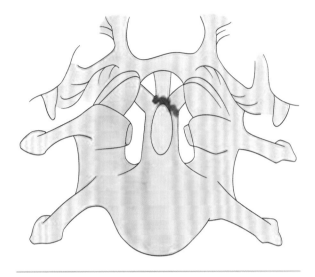

图 3-1-5 枢椎齿突骨折 Anderson-D'Alonzo Ⅰ型

3D 重建图 3-1-5

3D 重建图 3-1-6

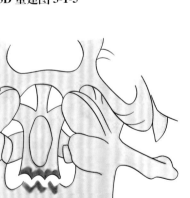

图 3-1-6 枢椎齿突骨折 Anderson-D'Alonzo Ⅱ型

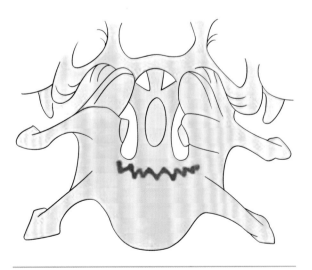

图 3-1-7 枢椎齿突骨折 Anderson-D'Alonzo Ⅲ型

（二）治疗原则

1. 保守治疗 对Ⅰ型、Ⅲ型及Ⅱ型中的无移位者，一般均可选用保守治疗，不仅较为安全，且疗效稳定，方法简便。入院后即采用Glisson带或颅骨牵引，重量以1.5~2.0kg为宜，切勿过重，以防引起延迟愈合。牵引1~2周后床旁摄片观察骨折线对位情况。持续牵引3~6周后，可更换头颈胸石膏或Halo装置，而后逐渐起床活动。

2. 手术治疗 枢椎齿突骨折患者约1/3的病例需要手术治疗，选择手术治疗的患者，术前需明确椎动脉走行情况。主要用于伴有移位的Ⅱ型骨折或假关节形成及骨折延迟愈合的Ⅲ型患者，其中Ⅱ型骨折病例占绝大多数。可采用经口腔或经颈部的前入路术式，用1~2枚空芯螺钉内固定，或经后入路行C_1、C_2植骨及钢丝捆扎融合固定术，也可以行寰枢椎椎弓根螺钉固定术。具体方案选择如下：

（1）对于可耐受手术的高龄Ⅱ型齿突骨折患者、Ⅱ型和Ⅲ型齿突骨折合并有齿突明显移位、齿突粉碎性骨折、外固定复位不良、无法耐受外固定者，推荐使用手术治疗。

（2）对于骨折线为前上至后下或骨折线水平，同时寰椎横韧带完整的Ⅱ型及浅Ⅲ型齿突骨折，可行前入路齿突螺钉固定术。

（3）对于骨折线为前下至后上、存在寰枢椎不稳、合并脊髓损伤或齿突严重骨质疏松者及因其他原因齿突置钉困难者，不建议行齿突螺钉固定术。

（4）行后入路寰枢椎固定术者，根据具体骨结构和椎动脉走行情况，选用合适的寰枢椎固定技术，包括椎弓根钉技术、侧块螺钉技术、椎板夹（钩）技术、椎板钉技术及各种固定方式的组合。

（5）经后入路寰枢椎置钉困难或其他原因不宜行上述手术者，建议行枕颈融合术。

三、创伤性枢椎滑脱

（一）创伤性枢椎滑脱 Levine-Edwards 分型（图3-1-8）

1. Ⅰ型 轻微移位，稳定骨折。此型骨折有轻微的移位（<3mm），韧带损伤轻微，是稳定骨折（图3-1-9、3D重建图3-1-7）。损伤机制是过伸加轴向负荷造成的枢椎椎弓在伸展位上的骨折断裂。

2. ⅡA型 骨折有不超过3mm的前移和不显著成角，为稳定骨折；骨折有超过3mm的前移和显著的成角，是不稳定骨折（图3-1-10、3D重建图3-1-8）。损伤机制是过伸和轴向负荷引起椎弓近乎垂直的骨折，随后突然的屈曲导致椎间盘的后部纤维伸展及椎体前移和成角加重。

3. ⅡB型 C_2、C_3间严重成角和轻度前移，属于Ⅱ型骨折的一种亚型，仅有轻度移位或无移位。C_2、C_3间严重成角，位于椎弓根和椎体后缘结合部的骨折线在冠状面上不是垂直的，而是从后上到前下斜行通过枢椎椎弓（图3-1-11、3D重建图3-1-9）。损伤机制是屈曲占主要成分并伴有牵引成分的暴力。

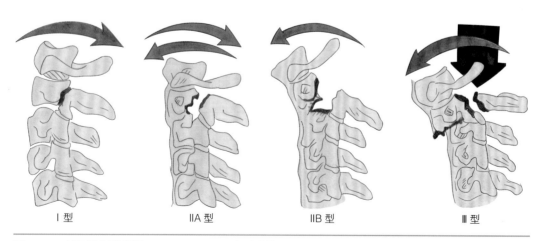

| Ⅰ型 | ⅡA型 | ⅡB型 | Ⅲ型 |

图3-1-8 创伤性枢椎滑脱 Levine-Edwards 分型总览

4. **Ⅲ型**　双侧椎弓根骨折伴后侧小关节突损伤、Hangman 骨折，双侧椎弓骨折同时伴有后侧小关节突的损伤。最常见的是双侧椎弓骨折伴两侧 C_2、C_3 小关节突脱位，也可以是一侧椎弓骨折、另一侧小关节突骨折（图 3-1-12、3D 重建图 3-1-10）。因为 C_2 小关节突脱位伴随后部韧带的损伤及峡部的骨折，因此不能通过闭合复位治疗。损伤的机制为屈曲暴力加轴向压缩暴力。

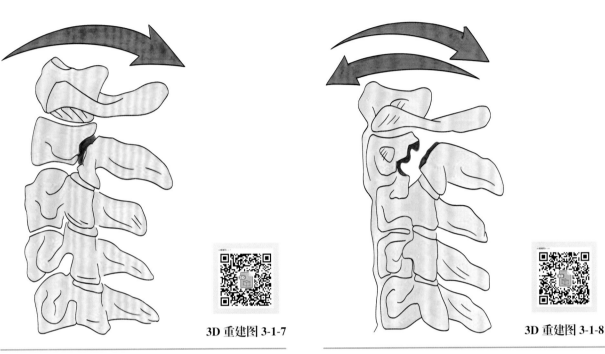

3D 重建图 3-1-7

图 3-1-9　创伤性枢椎滑脱 Levine-Edwards Ⅰ 型

3D 重建图 3-1-8

图 3-1-10　创伤性枢椎滑脱 Levine-Edwards ⅡA 型

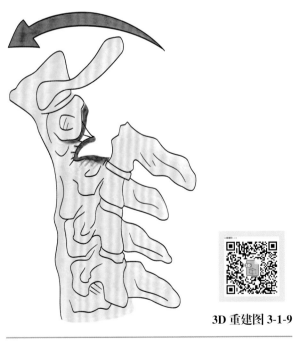

3D 重建图 3-1-9

图 3-1-11　创伤性枢椎滑脱 Levine-Edwards ⅡB 型

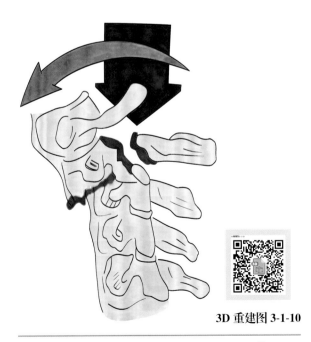

3D 重建图 3-1-10

图 3-1-12　创伤性枢椎滑脱 Levine-Edwards Ⅲ 型

（二）治疗原则

1. **I 型**   损伤部位多为双侧峡部，发生后患者颈椎前屈、后伸和侧弯不会受到较大影响，但旋转稳定性会下降，可通过非手术方式获得显著的治疗效果。

2. **II 型**   为不稳定骨折，采取手术或保守治疗仍存在争议，但临床实践发现采用手术方法治疗该类型骨折可免除患者外固定的负担，增加骨折愈合的概率，目前大量报道证实手术是治疗该类型骨折的首选方式，其中以经前入路复位内固定术的临床效果最佳，可直接恢复患者受损节段序列，重建节段稳定性。

3. **IIA 型**   患者抗移位稳定，但抗成角不稳定，损伤机制系屈曲合并牵张，行颅骨牵引时往往会加大 C_2、C_3 椎体的分离和成角，因此临床多采用手术治疗。

4. **III 型**   患者多伴有小关节突骨折或脱位、椎板骨折、后柱结构破坏等，属于极不稳定骨折，往往需采用经后入路手术复位治疗。

四、下颈椎骨折

下颈椎损伤是指 $C_3 \sim C_7$ 节段的损伤，多发生于活动度较大的 $C_5 \sim C_7$ 节段，常合并有脊髓损伤。1982 年，Allen 等根据下颈椎骨折的损伤机制，将下颈椎损伤分为六类：屈曲压缩、垂直压缩、屈曲牵张、伸展压缩、伸展牵张和侧方屈曲。Magerl 等于 1994 年基于 AO 分型并根据损伤形态，将脊柱骨折分为 3 种类型：A 型为压缩型，B 型为分离型，C 型为旋转 / 平移型，并衍生出 53 个亚型。

（一）下颈椎骨折的 AO 分型（图 3-1-13）

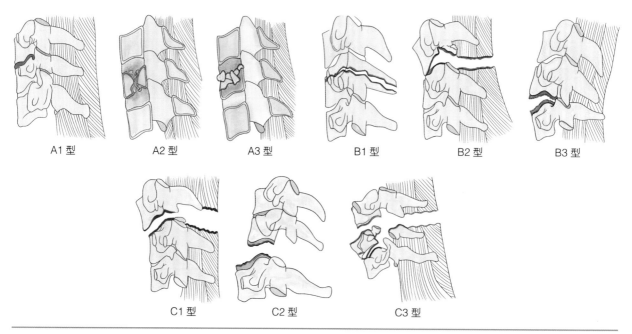

A1 型　　A2 型　　A3 型　　B1 型　　B2 型　　B3 型

C1 型　　C2 型　　C3 型

图 3-1-13   下颈椎骨折 AO 分型总览

1. **A 型**   椎体压缩骨折。

（1）A1 型：嵌压骨折，在颈椎损伤中少见（图 3-1-14、3D 重建图 3-1-11）。该型骨折不伴有关节和椎体的半脱位，椎体后壁是完整的。该型骨折通常是稳定的，建议非手术治疗。

（2）A2 型：分离型骨折，椎体在冠状面或矢状面上发生分离，主要骨折块可能有不同程度的移位（图 3-1-15、3D 重建图 3-1-12）。单纯的矢状面和冠状面骨折很少见，一般为复合骨折线。偶然出现的骨折不愈合或椎体后壁骨折向后移位压迫脊髓，需手术治疗维持骨折稳定并帮助愈合，恢复颈椎序列及解除脊髓神经的压迫。

（3）A3 型：爆裂骨折，多见椎体后壁破坏和短缩，继发的椎管狭窄常导致神经功能障碍（图 3-1-16、3D 重建图 3-1-13）。该型骨折常见于下颈椎靠近尾侧的椎体。椎弓和棘突也可能发生垂直分离骨折，椎间盘一般也受累。A3 型损伤伴有力学指征和神经学指征，需手术重建颈椎序列及稳定性，解除神经压迫。

2. **B 型** 前柱和后柱损伤伴有分离。

（1）B1 型：该型损伤以后方韧带的断裂为主，是下颈椎骨折最典型的亚型（图 3-1-17、3D 重建图 3-1-14）。屈曲和前方矢状面剪切力导致脊柱不稳定性增加，可伴有椎体后壁的小撕裂骨折。

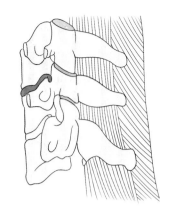

3D 重建图 3-1-11

图 3-1-14 下颈椎骨折 AO 分型 A1 型

（2）B2 型：该型损伤以后方骨性结构的断裂为主，在下颈椎损伤中发生率较低，比后方韧带断裂更容易诊断（图 3-1-18、3D 重建图 3-1-15）。广泛的后方韧带、肌肉和筋膜断裂伴有明显水肿和充血的情况在颈椎损伤中很少见，但颈椎损伤一般会出现局部压痛。

（3）B3 型：该型损伤为经椎间盘的前方断裂，一般为过伸 - 剪切损伤，表现为前纵韧带和椎间盘的断裂（图 3-1-19、3D 重建图 3-1-16）。椎体终板前方和骨刺的撕脱骨折也很常见。如果损伤延伸到后柱，则可能出现关节突、终板、峡部和棘突的压缩骨折。

B 型损伤常为下颈椎骨折中最不稳定的骨折，需手术恢复颈椎序列及稳定，解除脊髓神经压迫。

3. **C 型** 前柱和后柱损伤并伴有旋转发生移位。该型损伤很少见（图 3-1-20、3D 重建图 3-1-17）。

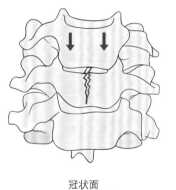
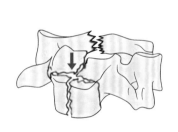
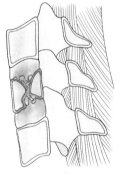

冠状面　　　　　　　　横断面　　　　　　　　矢状面　　　　　　　**3D 重建图 3-1-12**

图 3-1-15 下颈椎骨折 AO 分型 A2 型

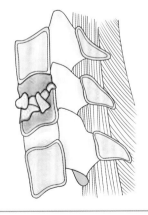

3D 重建图 3-1-13

图 3-1-16 下颈椎骨折 AO 分型 A3 型

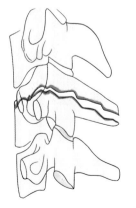

3D 重建图 3-1-14

图 3-1-17 下颈椎骨折 AO 分型 B1 型

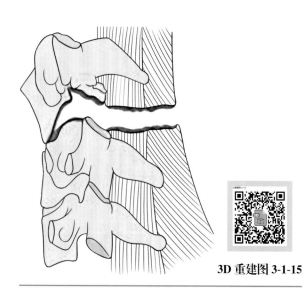

3D 重建图 3-1-15

图 3-1-18　下颈椎骨折 AO 分型 B2 型

3D 重建图 3-1-16

图 3-1-19　下颈椎骨折 AO 分型 B3 型

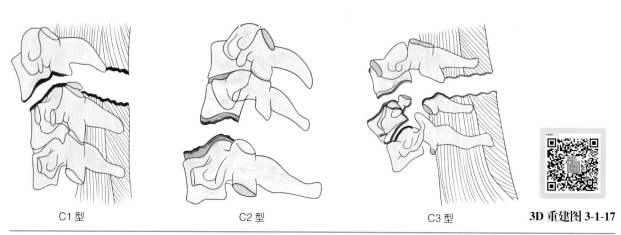

C1 型　　　　　　　C2 型　　　　　　　C3 型　　　　3D 重建图 3-1-17

图 3-1-20　下颈椎骨折 AO 分型 C 型

（二）治疗原则

1. **治疗目的**　将脊椎复位,预防未受损伤的神经组织丧失功能,促进损伤的神经组织的功能恢复,获得并维持脊柱的稳定性,获得早期的功能恢复。

2. **保守治疗**　制动、脱水、预防并发症,颅骨牵引是首选的保守治疗方法,牵引重量从 3kg 起,逐渐加大牵引重量,结合颈椎侧位 X 线片,观察复位情况,重量可加大至 10~15kg,一经复位,立即减轻牵引重量为 2kg,取略伸展位维持牵引,3~4 周或以后用头颈胸石膏托固定 3 个月,或维持牵引 3 个月,直至骨折愈合。

3. **手术治疗**

（1）手术时机:下颈椎骨折脱位大多需要手术干预,而因为下颈椎损伤往往合并脊髓损伤,所以对于下颈椎损伤的手术时机选择一直存在争议。早期手术能尽早解除脊髓压迫状态,能更好的恢复脊髓神经功能。支持延期手术的学者认为:脊髓损伤发生后,脊髓内部会发生一系列"瀑布"或级联反应,出血及水肿将在伤后 12~72 小时达高峰,而脊髓水肿及出血平面的上升会引起呼吸循环中枢功能障碍,导致胸式呼吸减弱甚至消失,排痰无力继而引发肺炎。下颈椎损伤平面及脊髓损伤的严重程度决定了患者的病死率高低及神经功能恶化、肺炎、呼吸功能障碍等并发症的发生率。因而,不少学者认为,下颈椎合并脊髓损伤早期的外科干预将会导致神经功能恶化及全身症状的加重。

（2）手术入路:在手术入路的选择上,主要有经前入路复位,减压融合术;经后入路复位,减压和固定融合术;前后联合入路内固定术等。目前多数情况下颈椎骨折脱位可以通过前入路手术获得良好的疗效。前入路手术的优点包括:①手术体位方便,可减少因变换体位带来的潜在的加重神经功能损伤的可能;②操作相对简单、创伤小、出血少,对全身情况影响小,术后恢复快,有利于术后早期康复训练;③对于来自脊髓前方突入椎管的骨折块、椎间盘,可以做到直接、彻底的减压;④固定融合节段少,可重建颈椎正常的椎间高度并有效恢复颈椎序列及生理曲度,重建即刻稳定。因此,对于术前或麻醉前能获得闭合复位的下颈椎骨折脱位,前入路手术相较后入路手术能获得满意的结果。另外,对于病情重、需要缩短手术时间、减少手术损伤及体位变换、术前后方关节突关节交锁无法复位的患者,行前方椎间盘切除或椎体次全切,获得部分复位后再行前方重建,也是现实的选择。后入路手术对于后方关节突关节交锁、术前难以复位的患者而言是一种有效的复位方法,后方关节突切除或撬拨"解锁",可以达到骨折脱位的理想复位。另外,对于椎板骨折、关节突碎片或黄韧带破裂突入椎管造成脊髓后方压迫的病例,后入路手术也是直接减压的有效方法。对于严重骨折脱位颈椎不稳(如下颈椎损伤 C 型)或骨质疏松的患者,后入路固定亦是加强固定的辅助方法。对于难复性下颈椎骨折脱位,在手术策略的选择上,应先通过术前 MR 检查确定有无椎间盘损伤突入椎管,如预计在闭合或切开复位的过程中,已经损伤的椎间盘有可能继续突出造成脊髓压迫加重,则应选择首先经前入路切除椎间盘,去除突入椎管的组织,再临时关闭切口,转为后入路,行后方关节突关节解锁复位(根据颈椎损伤稳定情况决定是否后方固定),再改为经前入路行前方固定融合。正确合理的手术方式选择能有效解除对于脊髓神经的压迫,重建颈椎生理曲度及稳定性,尽可能减少因手术不当带来的神经功能恶化(如二便功能障碍、呼吸道感染等全身症状的加重,甚至是瘫痪),对于不同的患者应该行个体化选择。

(叶哲伟 冯晓波)

第二节 胸腰椎骨折与脱位

随着汽车行业和建筑行业的迅速发展,因交通事故和高空坠落等高能量损伤造成的骨折逐年激增,此外,随着社会人口基数的增大,老龄化程度日益增强,因老年人骨质疏松高发,一旦摔倒易引发骨折。脊柱创伤会造成劳动力严重丧失,随着发生率逐渐升高,脊柱创伤也受到社会的广泛关注。脊柱创伤的发生率占全身骨折的 4.8%~6.6%,90% 为胸腰椎骨折,其中椎体爆裂骨折占 20%。

基于 CT 三维立体检查的分型可提高临床诊断的准确率,为给胸腰椎骨折患者制订一个最佳的治疗方案提供参考依据。

Denis 在研究了 400 余张胸腰椎损伤的 CT 片后,提出了脊柱损伤的"三柱"概念。前柱包括前纵韧带、椎体的前半部分和纤维环的前部;中柱包括后纵韧带、椎体的后半部分和纤维环的后部;后柱包括椎弓根、黄韧带、关节囊和棘间韧带所组成的骨韧带复合体(图3-2-1)。Denis 指出,纵向压缩、纵向牵拉和不同平面合力引起的平移等可以造成三柱中的一个或几个柱的破坏。

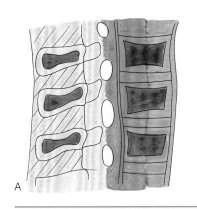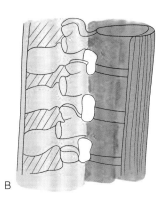

图 3-2-1 脊柱损伤的"三柱"概念
A. 三柱概念;B. 侧面观。
粉色部分:前柱;紫色部分:中柱;黄色部分:后柱。

一、胸腰椎骨折 Denis 分型

(一)胸腰椎压缩骨折

胸腰椎压缩骨折指椎体前缘骨折,而中柱结构完好,通常为稳定骨折。当椎体压缩超过 50%、成角 >20°,多个相邻椎体压缩时为不稳定骨折。

根据其终板累及的情况,可分为 4 型(图 3-2-2)。

1. **A 型** 累及上、下终板(图 3-2-3、3D 重建图 3-2-1)。

2. **B 型**　单独累及上终板(图 3-2-4、3D 重建图 3-2-2)。

3. **C 型**　单独累及下终板(图 3-2-5、3D 重建图 3-2-3)。

4. **D 型**　上、下终板均完好,但椎体前缘骨皮质弯曲(图 3-2-6、3D 重建图 3-2-4)。

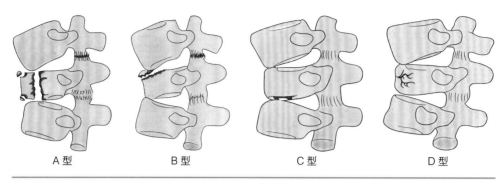

A 型　　　　　B 型　　　　　C 型　　　　　D 型

图 3-2-2　胸腰椎压缩骨折 Denis 分型总览

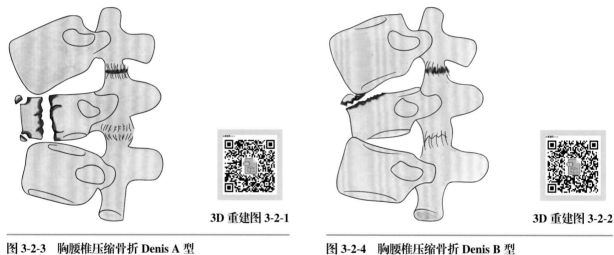

3D 重建图 3-2-1

3D 重建图 3-2-2

图 3-2-3　胸腰椎压缩骨折 Denis A 型　　　　**图 3-2-4　胸腰椎压缩骨折 Denis B 型**

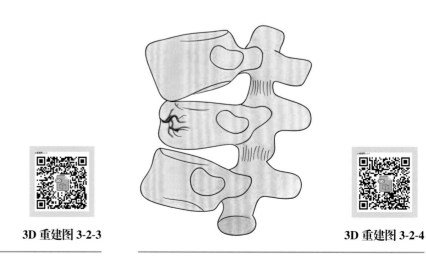

3D 重建图 3-2-3

3D 重建图 3-2-4

图 3-2-5　胸腰椎压缩骨折 Denis C 型　　　　**图 3-2-6　胸腰椎压缩骨折 Denis D 型**

（二）胸腰椎爆裂骨折

胸腰椎爆裂骨折是指椎体后壁（脊髓中柱）的破裂，累及后柱者为不稳定骨折，可以分为 5 型（图 3-2-7）。

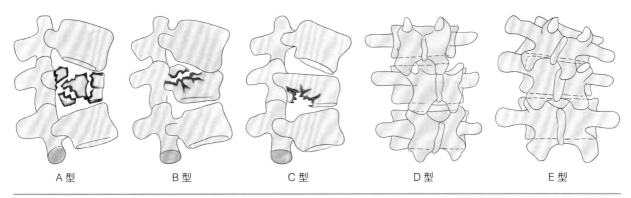

图 3-2-7　胸腰椎爆裂骨折 Denis 分型总览

1. A 型　两个终板骨折（图 3-2-8、3D 重建图 3-2-5）。

2. B 型　上终板骨折（图 3-2-9、3D 重建图 3-2-6）。

3. C 型　下终板骨折（图 3-2-10、3D 重建图 3-2-7）。

4. D 型　A 型骨折伴旋转（图 3-2-11、3D 重建图 3-2-8）。

5. E 型　侧方暴力导致（图 3-2-12、3D 重建图 3-2-9），在正位 X 线片上表现为两侧不对称。

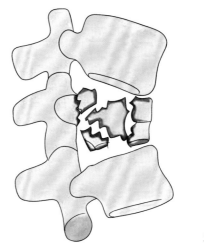

3D 重建图 3-2-5

图 3-2-8　胸腰椎爆裂骨折 Denis A 型

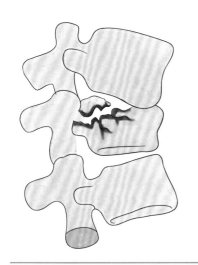

3D 重建图 3-2-6

图 3-2-9　胸腰椎爆裂骨折 Denis B 型

3D 重建图 3-2-7

图 3-2-10　胸腰椎爆裂骨折 Denis C 型

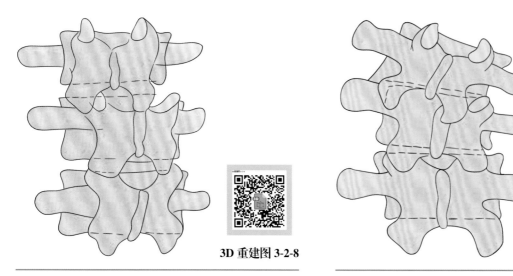

3D 重建图 3-2-8

3D 重建图 3-2-9

图 3-2-11 胸腰椎爆裂骨折 Denis D 型

图 3-2-12 胸腰椎爆裂骨折 Denis E 型

（三）胸腰椎屈曲分离骨折

胸腰椎屈曲分离骨折（也称为 Chance 骨折）以前柱作为支点，后柱和中柱在张力作用下断裂，前柱可有压缩性损伤。该型骨折的多数患者都没有神经症状，超过 50% 的患者合并有腹部损伤，该类型骨折为不稳定骨折。根据骨折线经过的结构，可分为 4 型（图 3-2-13）。

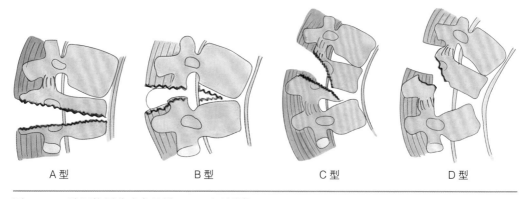

A 型   B 型   C 型   D 型

图 3-2-13 胸腰椎屈曲分离骨折 Denis 分型总览

1. **A 型** 经过椎体损伤累及单一节段（图 3-2-14、3D 重建图 3-2-10）。
2. **B 型** 经过韧带及椎间盘累及单节段（图 3-2-15、3D 重建图 3-2-11）。
3. **C 型** 经过椎体累及双节段（图 3-2-16、3D 重建图 3-2-12）。
4. **D 型** 经过椎间盘累及双节段（图 3-2-17、3D 重建图 3-2-13）。

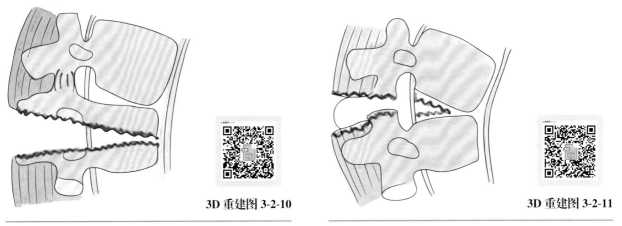

图 3-2-14 胸腰椎屈曲分离骨折 Denis A 型

3D 重建图 3-2-10

3D 重建图 3-2-11

图 3-2-15 胸腰椎屈曲分离骨折 Denis B 型

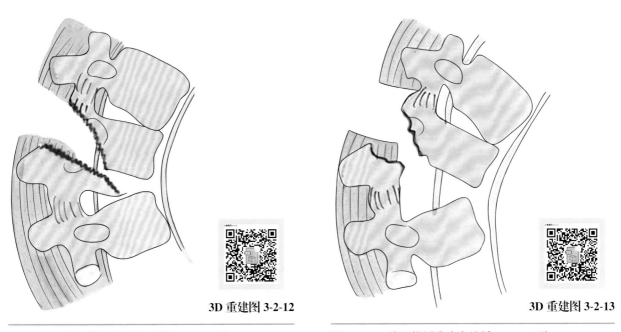

3D 重建图 3-2-12

3D 重建图 3-2-13

图 3-2-16 胸腰椎屈曲分离骨折 Denis C 型

图 3-2-17 胸腰椎屈曲分离骨折 Denis D 型

（四）骨折移位

三柱都受到破坏，存在移位畸形，该类型骨折均为不稳定骨折，神经损伤的发生率最高，可分为 3 型（图 3-2-18）。

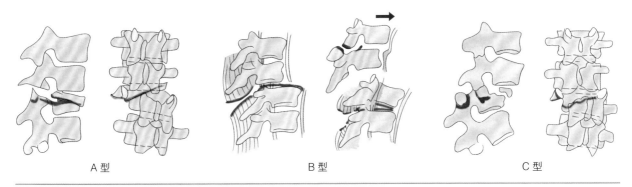

A 型

B 型

C 型

图 3-2-18 胸腰椎骨折移位分型总览

1. A 型 屈曲 - 旋转损伤(图 3-2-19、3D 重建图 3-2-14)。

2. B 型 剪切损伤(图 3-2-20、3D 重建图 3-2-15)。

3. C 型 双侧小关节脱位(图 3-2-21、3D 重建图 3-2-16)。

3D 重建图 3-2-14

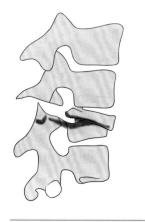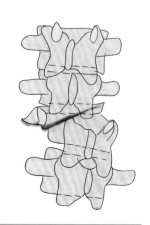

图 3-2-19　胸腰椎骨折移位 Denis A 型

3D 重建图 3-2-15

3D 重建图 3-2-16

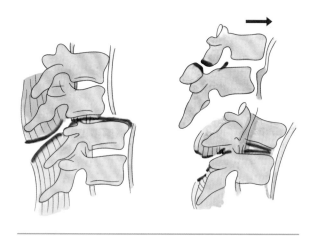

图 3-2-20　胸腰椎骨折移位 Denis B 型

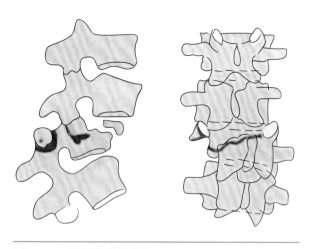

图 3-2-21　胸腰椎骨折移位 Denis C 型

二、治疗原则

1. **压缩骨折的治疗**　脊柱前柱压缩小于Ⅰ度,脊柱后凸成角小于30°,可采取手法复位。患者仰卧,于胸腰段置横带向上在床牵引架上悬吊,固定股部于床面,悬吊至肩部离床,利用悬垂的体重即可复位。复位后即在此位置打过伸位石膏背心,石膏干透后鼓励患者起床活动,固定时间约3个月,在此期间应坚持每天做背肌锻炼,并逐日增加锻炼时间。对Ⅲ度骨折或Ⅱ度伴有棘间韧带断裂的骨折,需进行复位内固定及植骨融合术,以稳定后伸间隙,后伸标准为椎体前缘活动范围达到正常时的80%,脊椎后弓角消失。

2. **爆裂骨折的治疗**　对没有神经症状,经CT证实没有骨块挤入椎管内的患者,可以谨慎采用悬吊法复位,在卧床8周或石膏背心固定8周后,可戴支具下地活动。若患者椎管受累超过30%,脊柱后凸明显,或有神经症状,易于从侧前方途径手术复位,除去压迫脊髓的骨折片及椎间盘组织,减压应达该椎体上下缘,然后施行椎体间植骨融合术。后路有损伤者必要时还需做经后入路内固定术。

3. **屈曲分离骨折的治疗**　屈曲分离骨折的患者可卧床8~12周或采用过伸位石膏外固定8~12周。对于有明显的脊柱韧带结构断裂及椎间盘损伤的脊柱不稳定骨折,可行复位固定脊柱融合术。

4. **骨折移位的治疗**　此类损伤常合并有脊髓损伤,大部分患者需手术治疗。对未合并脊髓损伤者,治疗原则为复位及固定。可选择切开复位恢复脊柱的正常序列并进行内固定植骨融合,术中应注意防止脊髓损伤。如为不完全性脊髓损伤,需行复位、减压和脊柱稳定手术,恢复脊柱正常序列,解除脊髓神经受压,以利于早期康复活动。

5. **附件骨折的治疗**　附件骨折移位小者可以愈合,多行保守治疗,可卧床制动休息数周,当疼痛症状缓解后可下地活动锻炼。横突骨折有的可合并神经根牵拉损伤,根据该神经支配的感觉区域和肌肉运动情况可以诊断。单纯椎弓峡部骨折拍摄斜位X线片可有助于诊断,可采取石膏固定或用螺钉固定骨折峡部。

（吴星火　梁吉东　霍彤彤）

参 考 文 献

［1］胥少汀,葛宝丰,卢士璧.实用骨科学［M］.3版.北京:人民军医出版社,2005:685-802.

［2］陈孝平,汪建平,赵继宗.外科学［M］.9版.北京:人民卫生出版社,2018:726-736.

［3］NGO L M,AIZAWA T,HOSHIKAWA T,et al. Fracture and Contralateral Dislocation of the Twin Facet Joints of the Lower Cervical Spine［J］. European Spine Journal,2012,21(2):282-288.

［4］VACCARO A R,COOK C M,MCCULLEN G,et al. Cervical Trauma:Rationale for Selecting the Appropriate Fusion Technique［J］. The Orthopedic Clinics of North America,1998,29(4):745-754.

［5］ZHOU F,ZOU J,GAN M,et al. Management of Fracture-Dislocation of the Lower Cervical Spine with the Cervical Pedicle Screw System［J］. Annals of the Royal College of Surgeons of England,2010,92(5):406-410.

［6］WOODWORTH R S,MOLINARI W J,BRANDENSTEIN D,et al. Anterior Cervical Discectomy and Fusion with Structural Allograft and Plates for the Treatment of Unstable Posterior Cervical Spine Injuries［J］. Journal of Neurosurgery,Spine,2009,10(2):93-101.

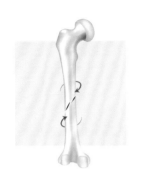

第四章

骨盆与髋臼骨折

第一节　骨　盆　骨　折

一、分型

目前,临床最常使用的骨盆骨折分型有 Young-BurGgess 分型和 Tile 分型。

Young-BurGgess 分型根据损伤机制将骨盆骨折分为 4 种类型:前后挤压型(APC)、侧方挤压型(LC)、垂直剪切型(VS)和复合应力型(CM)。

1988 年,Tile 总结了骨折受力机制与骨盆稳定性的关系,提出了 3 个大类 8 个亚型的分类方法。A 型:稳定骨折,不涉及骨盆环;B 型:旋转不稳、垂直稳定性,包括开书样骨折、LC Ⅱ 型和Ⅲ型;C 型:旋转和垂直均不稳,包括单侧、双侧骨盆骨折及骨盆合并髋臼骨折。

内固定研究学会(AO/ASIF)、骨科创伤协会(OTA)和国际矫形与创伤外科学会(SICOT)等学术组织在总结以往所有分型的基础上,进一步细化和完善了 Tile 分型,提出了更全面的骨盆骨折分型标准,共 3 个大型 9 个亚型 26 个亚组。A 型:稳定型骨盆骨折,或无移位的后环骨折,包括 A1 型(撕脱骨折)、A2 (直接暴力骨折)、A3 型(骶骨或尾骨横形骨折);B 型:稳定型骨盆骨折,后环不完全损伤,包括 B1 型(单侧后环部分损伤,外旋开书样)、B2 型[单侧后环部分损伤,内旋(LC 型)损伤]、B3 型(双侧后环部分损伤);C 型:完全不稳定型骨折,后环完全损伤,包括 C1 型(单侧后环完全损伤)、C2 型(一侧完全损伤、对侧不完全损伤)、C3 型(双侧完全损伤)。

骨盆骨折 Tile 分型如下(图 4-1-1)。

1. A 型　骨盆环完全稳定。

(1) A1 型:骨折不累及骨盆环,为撕脱骨折(髂前上下棘、坐骨结节)。多采取保守治疗,对于开放性骨折、较大移位的髂骨翼骨折、年轻运动员的撕脱骨折可以采取手术治疗(图 4-1-2、3D 重建图 4-1-1)。

(2) A2 型:稳定的髂骨翼骨折或微小移位的骨盆环骨折(图 4-1-3、3D 重建图 4-1-2)。

1) A2.1 型:孤立的髂骨翼骨折,不包含骨盆环骨折。可采取保守治疗,对于畸形明显和功能要求高者可以行手术治疗。

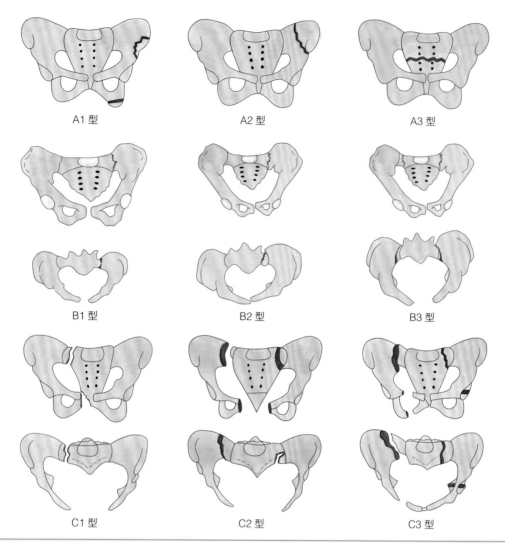

A1 型

A2 型

A3 型

B1 型

B2 型

B3 型

C1 型

C2 型

C3 型

图 4-1-1 骨盆骨折 Tile 分型总览

3D 重建图 4-1-1

3D 重建图 4-1-2

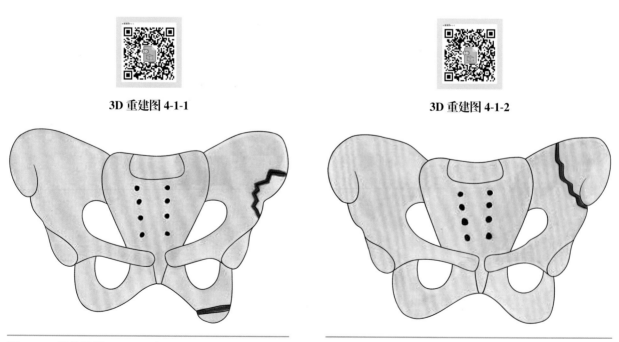

图 4-1-2 骨盆骨折 Tile A1 型

图 4-1-3 骨盆骨折 Tile A2 型

2）A2.2 型：稳定的无移位或仅少许移位的骨盆环骨折。无移位或微小移位者可以行保守治疗，明显移位、潜在不稳定及疼痛明显者可以行手术治疗。

3）A2.3 型：孤立前环骨折，累及全部 4 个耻骨支而没有后方损伤。前方四柱骨折，移位明显者应手术治疗。

（3）A3 型：骶骨或尾骨的横形骨折（图 4-1-4、3D 重建图 4-1-3）。

1）A3.1 型：尾骨脱位。多可采取保守治疗。

2）A3.2 型：无移位的骶骨骨折。多可采取保守治疗。

3）A3.3 型：有移位的骶骨骨折。如果合并有大小便障碍或鞍区感觉异常的神经症状，行切开复位并同时行椎板减压治疗。

2. B 型　旋转不稳定但垂直稳定。

（1）B1 型：开书样损伤。当耻骨联合分离 <2.5cm 时可以保守治疗，>2.5cm 时需要手术治疗（图 4-1-5、3D 重建图 4-1-4）。

（2）B2 型：侧方压缩损伤。一般需要手术治疗，B2.1 型若患肢内旋 <30° 时也可以选择保守治疗（图 4-1-6、3D 重建图 4-1-5）。

3D 重建图 4-1-3

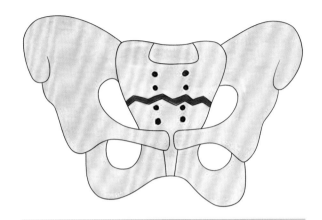

图 4-1-4　骨盆骨折 Tile A3 型

3D 重建图 4-1-4

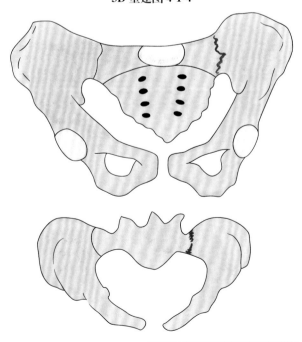

图 4-1-5　骨盆骨折 Tile B1 型

3D 重建图 4-1-5

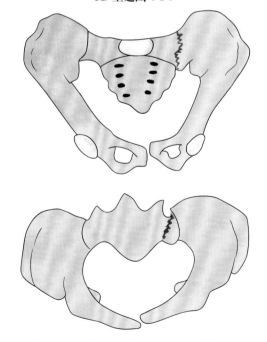

图 4-1-6　骨盆骨折 Tile B2 型

1）B2.1 型：同侧的前部和后部损伤。

2）B2.2 型：前方和后方的骨折分别位于骨盆的两侧，桶柄样损伤。

（3）B3 型：双侧 B 型损伤。同前面方案处理双侧骨折（图 4-1-7、3D 重建图 4-1-6）。

3. C 型　旋转及垂直均不稳定。一般需要前后环同时固定。

（1）C1 型：单侧不稳定骨折（图 4-1-8、3D 重建图 4-1-7）。

1）C1.1 型：后环损伤，类型为髂骨骨折。

2）C1.2 型：后方损伤，类型为骶髂关节脱位或骨折脱位。

3）C1.3 型：后环损伤，类型为骶骨骨折。

（2）C2 型：骨盆环双侧损伤，一侧完全不稳定型、对侧部分不稳定型（图 4-1-9、3D 重建图 4-1-8）。

（3）C3 型：骨盆环双侧不稳定的损伤类型及后环损伤合并髋臼骨折（图 4-1-10、3D 重建图 4-1-9）。

3D 重建图 4-1-6

3D 重建图 4-1-7

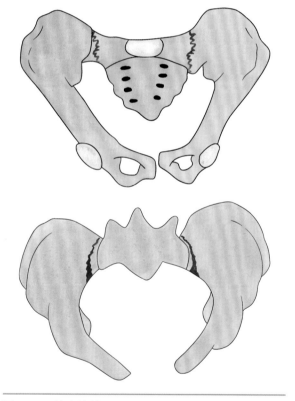

图 4-1-7　骨盆骨折 Tile B3 型

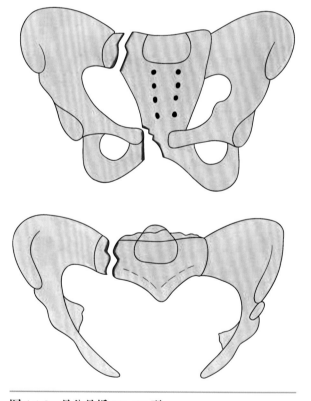

图 4-1-8　骨盆骨折 Tile C1 型

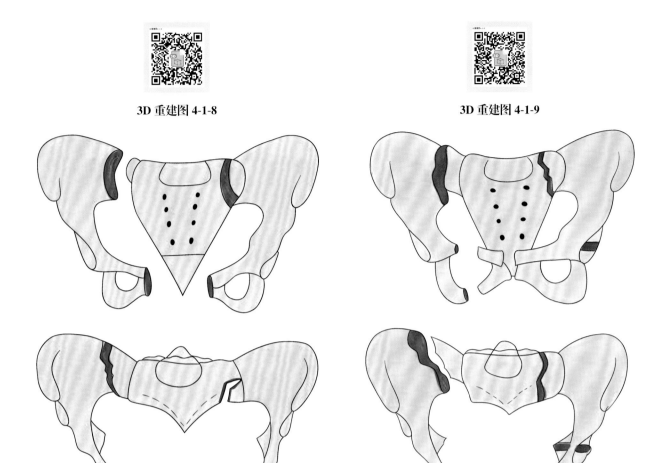

3D 重建图 4-1-8　　　　　　　　　　　3D 重建图 4-1-9

图 4-1-9　骨盆骨折 Tile C2 型　　　　　　　**图 4-1-10　骨盆骨折 Tile C3 型**

二、治疗原则

（一）保守治疗

主要针对骨盆环稳定的 Tile A 型骨折及全身情况难以耐受手术的情况（包括卧床、骨盆悬吊、手法复位、牵引、石膏固定、中药外敷等）。无明显移位的骨盆环单处骨折可以采取卧床休息 4 周左右。骨盆边缘性撕脱骨折视撕脱部位不同，采用放松附着点肌肉的相应体位，休息 4 周左右。在非手术治疗的过程中，需要注意患者的皮肤护理、疼痛管理等，预防压疮、失活性肌萎缩等疾病的出现。

（二）手术治疗

1. 骨盆骨折的手术指征主要根据伤后骨盆环的稳定性来判断，手术的目的是尽可能在解剖复位的前提下重建或维持骨盆环的稳定性。

2. 不同骨折类型的方案选择：根据 Tile 骨盆骨折分型，A 型损伤不涉及骨盆环的稳定性，原则上可对症治疗。但对于移位明显的坐骨结节撕脱骨折、症状显著的耻坐骨支骨折、无移位的不全骶骨骨折（尤其是老年脆性骨折）等，可以考虑手术固定，以保证早期功能恢复。B 型损伤为旋转不稳定，维持骨盆稳定的前后方骨韧带结构的一侧保持相对完整。从理论上来讲，可以单独固定前方耻骨联合损伤（B1 型），或单独固定后方骶髂关节骨折脱位（B2 型）。但临床上一部分 B 型损伤在应力检查下会发生继发移位，同时为了保证患者术后无痛或微痛状态下积极开展早期功能锻炼，快速康复，随着经皮微创技术的普及，可以相应固定各自的后环或前环损伤。C 型损伤除旋转不稳定外还存在垂直不稳定，前、后环骨韧带稳定结构均完全损伤，因此前、后环均需手术固定。

3. 对于前环损伤表现为耻骨联合分离的不稳定骨盆损伤患者　经典的手术方式为经 Phannestiel 入路切开复位钢板内固定。最新的文献报道中提到也可以采用更加微创和美容的双侧耻骨结节微切口的骨盆环外入路进行接骨板螺钉固定,同时还能打入逆行前柱螺钉固定耻骨上支外侧骨折和髋臼前柱骨折。对于不能耐受切开手术或存在会阴区开放伤口、膀胱造瘘等感染高风险的患者,可以考虑采用外固定支架固定,推荐选择经髂前下棘附近进针的前方型外固定支架,其较经髂嵴固定的上方型外固定支架能够提供更高的稳定性。对于新近开展的经皮空心钉固定方式,需要一定的技术要求并严格掌握其指征。

4. 对于前环损伤表现为耻骨支骨折的不稳定骨盆损伤患者　当耻骨支骨折部位邻近耻骨体时,即可参照耻骨联合分离的处理,推荐采用 Phannestiel 入路或新的骨盆环外入路钢板、螺钉内固定术。当耻骨支位于耻骨支中 1/3 或外 1/3 时,能够通过闭合复位者可以采用逆行前柱螺钉或经皮骨盆内支架固定。对于严重粉碎及无法闭合复位者可采用髂腹股沟入路、腹直肌旁入路、Stoppa 入路等手术切开复位钢板、螺钉内固定,但此类手术创伤大。外固定支架虽然创伤小、操作简单,但存在针道感染、松动、影响术后活动及需要定期针道护理等缺点。

5. 骶髂关节脱位　现有的固定方式有骶髂关节螺钉、前方跨骶髂关节钢板、后方骶骨棒或钢板,以及三角固定,在保证复位及前环稳定的前提下,对骶髂关节脱位的固定均能保证患者术后早期活动并维持骨盆稳定。

（赵 猛 容 威）

第二节　髋 臼 骨 折

髋臼骨折是创伤骨科临床的重点和难点。髋臼骨折多为直接暴力或挤压暴力引起,常由高能量损伤所致,多见于青壮年,也见于低能量损伤所致的老年患者骨质疏松骨折。髋臼骨折属关节内骨折,若复位不佳、畸形愈合,可导致髋关节匹配丧失,引起创伤性关节炎,严重影响患者的工作和生活。髋臼骨折治疗的原则包括准确分型,充分利用单一入路进行手术,对骨折解剖复位、坚强内固定,术后功能锻炼。不同类型的髋臼骨折,决定了不同的手术入路和内固定选择,熟悉髋臼的解剖及髋臼骨折的分型对于髋臼骨折的诊断和治疗有决定性的意义。

髋臼是由髂骨、坐骨和耻骨交汇形成的容纳股骨头的窝,临床上将其分为前柱和后柱两个结构,同时包含前柱和前壁、后柱和后壁四个元素。前柱由髂骨翼的前半部分、髋臼的前半部分及耻骨组成,后柱由坐骨、髋臼的后半部分及坐骨大切迹的骨密质组成。目前常用的髋臼骨折的分型包括 AO/OTA 分型和 Judet-Letournel 分型系统,均建立在双柱理论的基础上。

一、分型

Judet-Letournel 分型系统是应用范围最广、临床指导价值最高的分型系统。在该分型系统中,髋臼骨折分成简单骨折和复杂骨折两大类(图 4-2-1)。

(一) 简单髋臼骨折

简单髋臼骨折是指仅髋臼的一柱或一壁的部分或全部骨折,包括后壁骨折、后柱骨折、前壁骨折、前柱骨折;因横形骨折只有一条骨折线亦列入简单骨折类。此 5 种类型的髋臼骨折是髋臼骨折分型中的基本骨折形式。

1. 后壁骨折(占髋臼骨折的 25%)　后壁骨折是最常见的髋臼骨折类型,是指局限于髋臼后缘的骨折,可发生在后壁的任何水平,常合并髋关节后脱位(图 4-2-2、3D 重建图 4-2-1)。髋臼后方骨折块的大小可影响髋关节的稳定性。通过 CT 可测量后壁骨折块的大小,进而决定是否行手术治疗。

2. 后柱骨折(占髋臼骨折的 3%~5%)　后柱骨折是指后柱完全分离的骨折,骨折线常在坐骨大切迹上方经髋臼至坐骨,常合并髋关节中心性脱位(图 4-2-3、3D 重建图 4-2-2)。

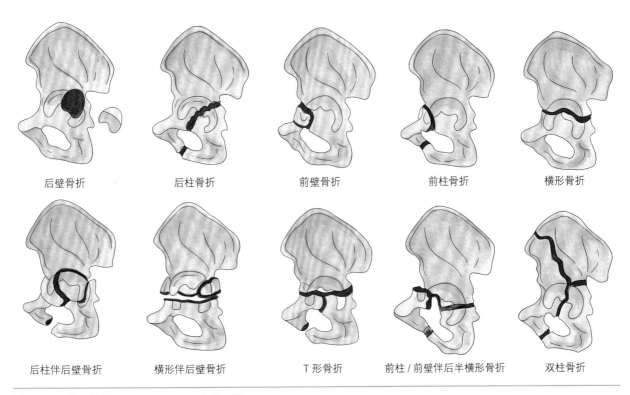

后壁骨折　　　后柱骨折　　　前壁骨折　　　前柱骨折　　　横形骨折

后柱伴后壁骨折　　横形伴后壁骨折　　　T形骨折　　前柱/前壁伴后半横形骨折　　双柱骨折

图 4-2-1　髋臼骨折 Judet-Letournel 分型总览

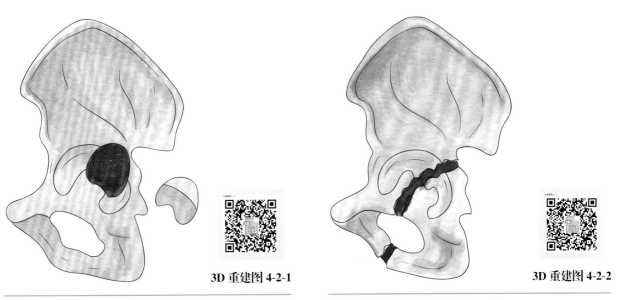

3D 重建图 4-2-1

图 4-2-2　简单髋臼骨折：后壁骨折

3D 重建图 4-2-2

图 4-2-3　简单髋臼骨折：后柱骨折

　　3. **前壁骨折（占髋臼骨折的 1%~2%）**　前壁骨折是指局限于髋臼前缘的骨折，较少波及髋臼顶部，常合并髋关节前脱位（图 4-2-4、3D 重建图 4-2-3）。得益于髋关节前方结构的强韧，此型骨折较少见。

　　4. **前柱骨折（占髋臼骨折的 3%~5%）**　前柱骨折是指前柱完全分离的骨折，骨折线常在耻骨下支中部向上经髋臼后直达髂嵴或髂前上棘，常合并髋关节中心性脱位（图 4-2-5、3D 重建图 4-2-4）。

　　5. **横形骨折（占髋臼骨折的 5%~19%）**　横形骨折是指位于负重区至髋臼窝的横形骨折（图 4-2-6、3D 重建图 4-2-5）。骨折线将髋骨分离为上方的髂骨和下方的坐、耻骨两个部分，常合并髋关节中心性脱位。

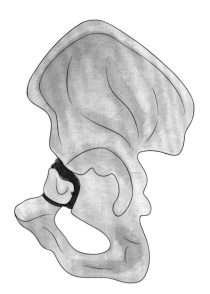

3D 重建图 4-2-3

图 4-2-4　简单髋臼骨折：前壁骨折

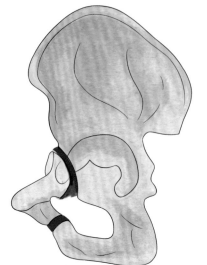

3D 重建图 4-2-4

图 4-2-5　简单髋臼骨折：前柱骨折

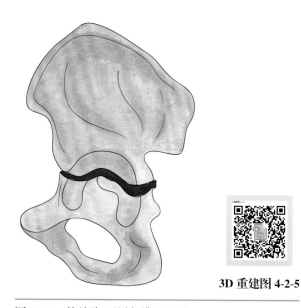

3D 重建图 4-2-5

图 4-2-6　简单髋臼骨折：横形骨折

（二）复杂髋臼骨折

复杂髋臼骨折是指包含两种及以上基本骨折形式的髋臼骨折，包括 T 形骨折、后柱伴后壁骨折、横行伴后壁骨折、前柱 / 前壁伴后半横形骨折及双柱骨折 5 种类型。

1. **后柱伴后壁骨折（占髋臼骨折的 3%~4%）**　是后柱骨折与后壁骨折的组合，骨折常累及坐骨大切迹、髋臼顶、髋臼窝、坐骨及耻骨下支，部分合并髋关节后脱位（图 4-2-7、3D 重建图 4-2-6）。

2. **横形伴后壁骨折（占髋臼骨折的 20%）**　在髋臼横形骨折的基础上，同时伴有后壁粉碎性骨折，可累及臼顶负重区（图 4-2-8、3D 重建图 4-2-7）。该型骨折常合并髋关节后脱位，少数为髋关节中心性脱位，关节内常有游离骨块，并常发生关节软骨破坏和骨坏死，预后不佳。

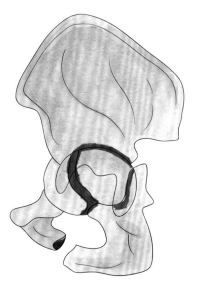

3D 重建图 4-2-6

图 4-2-7　复杂髋臼骨折：后柱伴后壁骨折

3. T 形骨折（占髋臼骨折的 7%）　T 形骨折是在横形骨折的基础上加上通过髋臼窝的纵向骨折线形成，常合并髋关节中心性脱位（图 4-2-9、3D 重建图 4-2-8）。根据横形骨折线位置的不同，亚型和预后同横形骨折。

4. 前柱 / 前壁伴后半横形骨折（占髋臼骨折的 7%）　即前柱或前壁骨折合并髋关节后方的横形骨折（图 4-2-10、3D 重建图 4-2-9）。该型骨折是双柱骨折的一种特殊类型，与双柱骨折不同的是该型骨折总有部分髋臼关节面与髂骨翼相连，其闭孔环的后柱部分是完整的。该型骨折为较严重的损伤，常合并髋关节前脱位，关节腔内常可见游离骨块。

5. 双柱骨折（占髋臼骨折的 23%）　双柱骨折又称浮动髋臼，其骨折累及前后双柱，常合并髋关节中心性脱位（图 4-2-11、3D 重建图 4-2-10）。该型骨折臼顶线常断裂，负重区受累，髋臼关节面与髂骨翼完全脱离（臼顶解体），是区别于 T 形骨折及前柱 / 壁伴后半横形骨折的重要标志。

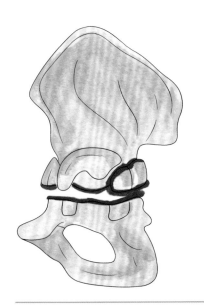

3D 重建图 4-2-7

图 4-2-8　复杂髋臼骨折：横形伴后壁骨折

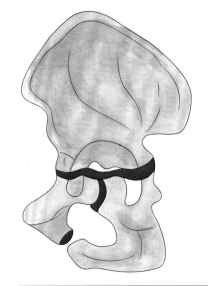

3D 重建图 4-2-8

图 4-2-9　复杂髋臼骨折：T 形骨折

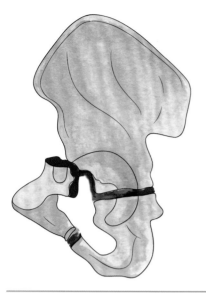

3D 重建图 4-2-9

图 4-2-10　复杂髋臼骨折：前柱 / 前壁伴后半横形骨折

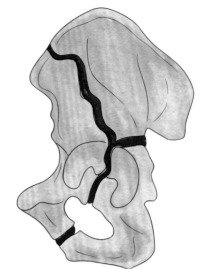

3D 重建图 4-2-10

图 4-2-11　复杂髋臼骨折：双柱骨折

二、治疗原则

髋关节是全身负荷最大的关节，因此，有移位的髋臼骨折原则上应该手术治疗，尽可能实现解剖复位、牢固固定及早期功能锻炼。

（一）保守治疗

主要是卧床和牵引。适应证：无移位或移位 <3mm 的骨折；严重骨质疏松者；局部或其他部位有感染者；有手术禁忌证，如其他系统疾病，不能耐受手术者；闭合复位且较稳定的髋臼骨折。

（二）手术治疗

1. **手术指征**　髋关节不稳定及移位 >3mm 者，尤其是双柱骨折有移位者。有下列情况应该急诊手术：①髋关节脱位不能闭合复位；②髋关节复位后不能维持复位；③合并有神经损伤，且进行性加重；④合并有血管损伤；⑤开放性髋臼骨折。

2. **手术时机**　全身情况允许而又有急症手术指征者，应该积极手术；由于髋臼骨折多合并骨盆骨折和 / 或其他合并伤，且出血较多，所以应该在病情稳定、出血停止后再手术。最佳手术时机多认为在伤后 4~7 天。

3. **术前准备**　主要是肠道准备和患肢准备，还应根据骨折类型，进行手术器械和内固定的准备。

4. **手术入路**　前方入路：髂腹股沟入路、改良 Stoppa 入路、腹直肌旁入路（适用于前柱、前壁及大多数双柱骨折）；后方入路：主要是 K-L 入路（适用于后壁、后柱和横断伴后壁骨折）；髂股入路及前后联合入路。

5. **手术方法**　对于单一、简单、无移位的髋臼前柱骨折可以采取逆行或顺行前柱螺钉微创固定，同样可以采取后柱螺钉固定单一后柱骨折，但是这种微创螺钉技术需要良好的透视条件。复杂的髋臼前壁、后壁、前后柱骨折可以采取切开复位接骨板螺钉内固定治疗。严重关节软骨损伤，陈旧性髋臼骨折无法行内固定治疗的患者可以行髋关节置换术。

（王俊文　刘松相）

参 考 文 献

［1］　陈孝平,汪建平,赵继宗 . 外科学［M］. 9 版 . 北京：人民卫生出版社,2018：691-695.

［2］ Tile M,Helfet D L,Kellam J F,et al. Fractures of the pelvis and acetabulum:principle and methods management ［M］. 4th ed. AO Foundation,2015.

［3］ PIERCE T P,ISSA K,CALLAGHAN J J,et al. Traumatic diastasis of the pubic symphysis-a review of fixation method outcomes ［J］. Surg Technol Int,2016,29:265-269.

［4］ SONGXIANG L,BAOJUN X,PING L,et al. New Concealed-Incision Extrapelvic Approach for Pubic Symphysis Diastasis and Parasymphyseal Fractures:Preliminary Results ［J］. J Bone Joint Surg Am,2020,102(17):1542-1550.

［5］ ROUTT M L Jr,SIMONIAN P T,GRUJIC L. The retrograde medullary superior pubic ramus screw for the treatment of anterior pelvic ring disruptions:a new technique ［J］. J Orthop Trauma,1995,9(1):35-44.

［6］ RAHUL V,DERREK W,KERRELOS N. Anterior Subcutaneous Internal Pelvic Fixation/INFIX:A Systemic Review ［J］. J Orthop Trauma,2018,32(Suppl 6):S24-S30.

［7］ TIMOTHY G H,BRIAN W H,PETER A C. Surgical technique:a percutaneous method of subcutaneous fixation for the anterior pelvic ring:the pelvic bridge ［J］. Clin Orthop Relat Res,2012,470(8):2116-2123.

［8］ REBECCA G S,NIELS H,DAVID C K. External fixation of unstable pelvic fractures:a systematic review and meta-analysis ［J］. ANZ J Surg,2019,89(9):1022-1027.

［9］ 唐佩福,王岩. 解放军总医院创伤骨科手术学［M］. 北京:人民军医出版社,2014:709-803.

［10］ WU T,REN X,CUI Y,et al. Biomechanical study of three kinds of internal fixation for the treatment of sacroiliac joint disruption using biomechanical test and finite element analysis ［J］. J Orthop Surg Res,2018,13(1):152.

［11］ BOUSBAA H,OUAHIDI M,LOUASTE J,et al. Percutaneous iliosacral screw fixation in unstable pelvic fractures ［J］. Pan Afr Med J,2017,27(8):244.

［12］ ZHANG R,YIN Y,LI S,et al. Percutaneous sacroiliac screw versus anterior plating for sacroiliac joint disruption:a retrospective cohort study ［J］. Int J Surg,2018,50(2):11-16.

［13］ WU T,CHEN W,ZHANG Q,et al. Fixation of unstable pelvic fractures with minimally invasive adjustable plate ［J］. Int J Clin Exp Med,2017,10(1):1399-1404.